Stoffwechsel Buch
Fett verbrennen

Wie Sie mit der 21-Tage HCG Stoffwechselkur Ihren Stoffwechsel anregen & abnehmen ohne Hunger.

Inkl. 124 leckere Stoffwechsel Rezepte & Fitness Übungen

Herta Schneider-K.,
Die Fitness Profis

Herta Schneider-K., Die Fitness Profis

https://great-books4you.com

Great books 4YOU

1. Auflage 2019

Herta Schneider-K., Die Fitness Pofis

https://great-books4you.com

1. Auflage 2019

ISBN: 978-3-96709-010-9

Inhalt

Vorwort

Dieses Buch widme ich allen Menschen, die abnehmen oder ihr Gewicht dauerhaft halten möchten ohne zu hungern!
Lecker essen, bewusst und gesund leben – so lautet mein Motto.
Ich hoffe, dass Sie mithilfe meiner Rezeptsammlung viel Freude haben werden. Natürlich finden Sie neben der 124 vielseitigen Rezepte auch vielerlei Tipps, wie Sie Ihren Stoffwechsel ankurbeln können.

Bevor ich Ihnen Methoden und Möglichkeiten verrate, mit denen Sie Ihre Fettverbrennung aktivieren können, stelle ich mich Ihnen kurz vor…

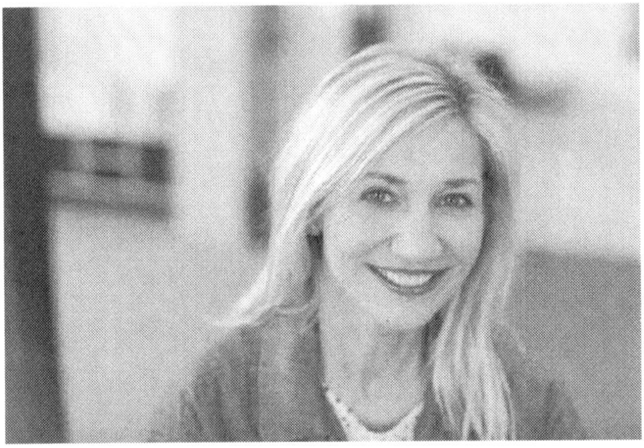

Die Autorin Herta Schneider-Kristjánsdóttir

Ich ernähre mich schon sehr lange bewusst, bevor ich meine Ernährung aber umstellte, hatte ich große Probleme, **mein Gewicht dauerhaft zu halten**. Ich hatte immer wieder mit Heißhunger auf Süßes zu kämpfen, vor allem wenn ich abends gemütlich mit meiner Familie auf dem Sofa saß. Es ist gar nicht so leicht, ständig zu verzichten und „eisern" zu bleiben. So ernährte ich mich zwar insgesamt sehr gesund, aber in schwierigen Momenten ließ meine Disziplin dann doch nach und ich griff zu üppigen und fettigen Snacks. Seit ich mich persönlich bewusster ernähre, schlage ich mich nicht mehr mit Gewichtsschwankungen herum und brauche mir außerdem nichts mehr zu

verbieten! Denn auch für **Naschkatzen wie mich** gibt es eine große und köstliche Auswahl an süßen und leckeren Zwischenmahlzeiten.
Dank meiner Ausbildung zur Ernährungsberaterin gelang es mir zu verstehen, wie der Stoffwechsel funktioniert und dass man dem Körper geben sollte, was er braucht. Crash Diäten bringen einen wirklich nicht weiter, davon rate ich jedem dringend ab.
Egal ob Sie ein eher unkontrollierter Ernährungstyp sind, eine Naschkatze oder sogar ein Spitzensportler – in meinem Kochbuch finden Sie alles, **was das Herz – oder besser gesagt der Magen – begehrt**. Die Gerichte sind sowohl für Singles als auch Familien geeignet.
Meine **persönlichen Erfahrungen** waren, dass ich durch eine bewusstere Ernährung nicht nur mein Körperfett reduzieren und mein Gewicht langfristig halten konnte, sondern sogar mehr Energie verspürte. Genau das Gleiche können Sie auch erreichen, wenn Sie sich an meine Tipps halten und meine Lieblingsrezepte „nachkochen“.

Einleitung

Sind Sie manchmal frustriert von den vielen Diäten, die keinen wirklichen Erfolg erzielen?
Möchten Sie gern ein paar Pfunde verlieren, ohne von Heißhungerattacken geplagt zu werden?
Und haben Sie auch das Problem, dass Sie sich manchmal müde und schlapp fühlen? Wenn Sie eine oder mehrere dieser Fragen mit „ja“ beantworten, dann ist dieses Buch genau das Richtige für Sie!
Im ersten Teil dieses Buches erkläre ich Ihnen, **wie unser Stoffwechsel funktioniert und arbeitet**, welche verschiedenen Stoffwechseltypen es gibt und welche Lebensmittel echte Stoffwechsel-Antreiber sind. Einen „guten“ Stoffwechsel zu haben bringt nämlich zahlreiche Vorteile mit sich.
Ebenso bekommen Sie im Teil II eine praktische **Anleitung zum Muskelaufbau mit effektiven Tipps**. Denn Muskeln unterstützen einen aktiven Stoffwechsel und erhöhen Ihren täglichen Kalorienbedarf, sodass Sie leichter abnehmen! Erfahren Sie, welche gesundheitlichen Aspekte Sie beim Muskelaufbau beachten sollten und welche Ernährung die richtige für Kraftsportler/innen ist.
Mit meiner **Zielerreichungsstrategie** im dritten Teil dieses Ratgebers erreichen Sie garantiert Ihr Wunschgewicht! Diese Methode lässt sich übrigens auf alle weiteren Ziele im Leben übertragen.
Auch auf das richtige Training gehe ich ein (Teil IV) und bringe leicht verständlich auf den Punkt, worauf es beim Anlegen an Muskelmasse ankommt. **Trainingspläne für Anfänger & Fortgeschrittene** sind inklusive - damit Sie schon bald Ihren Traumkörper haben!

Sie erhalten im fünften Teil dieses Buches eine komplette, **praktische Anleitung mit vielen Tipps und geeigneten Rezepten zur hCG/STOFFWECHSEL-DIÄT**. An jedem der 21 Tage Ihrer Stoffwechseldiät warten ein leckeres Frühstück, köstliches Mittagessen und leichtes Abendessen auf Sie. Alle Rezepte sind selbstverständlich bestens geeignet für die Stoffwechseldiät.
Im letzten Teil meines Ratgebers, dem sechsten, warten **weitere Stoffwechsel-Rezepte** auf Sie, damit Sie noch mehr Abwechslung in Ihre Küche bringen!

All meine 124 Rezepte sind inklusive Nährwertangaben.

Begleiten Sie mich nun auf die Wissens-Reise rund um das Thema **Abnehmen ohne Hunger** & **Stoffwechselankurbeln** und erfahren Sie hilfreiche Dinge, die Ihren Alltag buchstäblich erleichtern werden!

TEIL I: Einführung zum Thema Stoffwechsel

Jeder von Ihnen hat den Begriff Stoffwechsel schon gehört. Doch wie beschreibt man diesen biologischen Prozess am besten?
Beim Stoffwechsel handelt es sich um einen lebenswichtigen, biochemischen Vorgang im Körper. Für diesen Vorgang spielen chemische und physikalische Vorgänge eine elementare Rolle. Wenn Nahrung und Sauerstoff aufgenommen werden, müssen die jeweiligen Stoffe an die richtigen Stellen in unserem Organismus befördert werden. Diese Stoffe werden als Zwischenprodukte (Metaboliten) und Endprodukte bezeichnet.
Der Stoffwechsel wird benötigt, um die Körpersubstanz ab- und aufzubauen, zu erhalten und ersetzen. Hierbei spricht man von **Baustoffwechsel**. Für die **Energiegewinnung** und die entsprechende Abgabe, wie beispielsweise beim Sport, ist der **Energiestoffwechsel** ein lebenswichtiger Faktor. Der Körper muss schädliche Stoffe umwandeln, damit der Organismus diese ausscheiden kann. Dieser Prozess gehört auch zu den wichtigen Funktionsweisen des Stoffwechsels. Der Stoffwechsel wird in **katabole** und **anabole** Reaktionen aufgeteilt und bildet in einem gemeinsamen Nenner den **Intermediärstoffwechsel**.
Katabolismus: **Abbau** von Stoffwechselprodukten, die zuvor komplex waren und in einfache Moleküle umgewandelt werden. Der Katabolismus dient der Energiegewinnung und der Entgiftung.

Anabolismus: Als Anabolismus wird der **Aufbau** von Stoffen genannt. Es handelt sich bei diesem Begriff um den Gegensatz zum Katabolismus.
Intermediärstoffwechsel: Metabolite (Zwischenprodukte) mit geringer Molekülmasse, die aus dem Katabolismus und dem Anabolismus entstehen, werden ineinander umgewandelt.

Beim Stoffwechsel dreht sich also alles um Auf- und Abbau, sowie der Ausscheidung schädlicher Stoffe. Bei der Nahrungsaufnahme gibt es **3 große Nährstoffgruppen**, die aufgenommen werden: Die **Kohlenhydrate**, **Eiweiße** und **Fette**.
Vor allem Eiweiß, fachlich bezeichnet als Protein, gehört zu den wichtigsten Bausteinen des Organismus. Rund 20 % unserer Körpermasse machen Eiweißstoffe aus. Dieses Eiweiß wird durch **Aminosäuren** produziert. Mit unterschiedlichen Eigenschaften und Funktionen ausgestattet, besteht Eiweiß aus mehr als 100 Aminosäuren. Eiweiß wird aufgenommen und an den Darm abgegeben. Hier wird dieser Nährstoff wieder zurück in Aminosäuren zerlegt und an das Blut abgegeben. So können sich Zellen regenerieren und bilden, Muskelmasse wird aufgebaut und man fühlt sich energiegeladen. Hierfür ist eine Proteinzufuhr von 0,8 mg pro Kilogramm empfohlen.
Wenn **Kohlenhydrate** aufgenommen werden, die als schnellster und effektivster Energielieferant dienen, werden diese bereits im Mund mit Hilfe von Enzymen in eine **einfach** aufzunehmende Zuckerart umgewandelt, wie zum Beispiel der **Glucose**. Die Kohlenhydrate stellen dank ihrer Eigenschaften einen lebenswichtigen und schnellen Weg dar, um Energie aufzunehmen. Im Kohlenhydratstoffwechsel werden die Kohlenhydrate bereits in der Dünndarmwand aufgenommen und gelangen über die Blutbahn in die Zellen. Zucker, der nicht zur **Energiegewinnung** benötigt wird, findet einen Speicherplatz in Leber und Muskulatur als Metaboliten. Wenn der Speicher in der Leber zu voll wird, so wird die ungenutzte Energie in Fett umgewandelt. Über einen längeren Zeitraum sorgt daher zu viel Energie, die nicht genutzt wird, für Übergewicht. Ist dieser Kohlenhydratstoffwechsel gestört, spricht man von einer Stoffwechselstörung. Ein bekanntes Beispiel hierfür ist Diabetes Mellitus.
Anders als beim Kohlenhydratstoffwechsel arbeitet der **ketogene** Stoffwechsel mit einer **kohlenhydratreduzierten** Zufuhr. Als Ersatz bezieht der Körper seine Energie aus Fetten und Protein. Dies hat den Vorteil, dass der Körper auf eine Reserve an eingespeicherten Lipiden zurückgreifen kann, statt aus der Quelle an gespeicherten Kohlenhydraten und Fetten. Dieser damit aufgebaute Glucoseersatz nennt sich **Ketonkörper** der sich damit auch als Namensgeber dieser Ernährungsform herausstellt. Wenn die Kohlenhydrate also wegfallen, greift der Körper auf seine Speicherung als Glucose zurück. Ist dieser aufgebraucht, stellt sich der Körper auf den **Hunger-**

stoffwechsel um. Hier greift dieser auf Fette zurück, die zu Glucose umgebaut werden und damit den Organismus versorgen. Diese Umstellung nennt sich **Ketose**.

Beim **Fettstoffwechsel** werden Fette, fachlich bezeichnet als Lipide, und fettähnliche Substanzen aufgenommen und verwertet. **Fette** werden in Energie umgewandelt. Die komplexe Verdauung von Lipiden beginnt im Magen, wo die Fette in eine Art **Fluid** umgewandelt werden und setzt sich in Darm, Muskulatur, Leber und dem Fettgewebe fort. Der **Hauptort** für den **Fettstoffwechsel** ist jedoch die **Leber**, denn hier werden die Fette auf- und abgebaut. Man unterscheidet zwischen **exogenem** (Stoffe, die außerhalb entstehen) und **endogenem** (Stoffe, die innerhalb entstehen) Stoffwechsel. Diese beiden Vorgänge dienen der Versorgung des Organismus vor allem mit **Cholesterin** (fettartiger Naturstoff in bspw. Eiern) und **Blutfetten** (Triglyceride, vor allem aus Speiseöl). Anders als bei der Glucose besteht die Hauptaufgabe der Lipide darin, die Fette zu speichern. Über den Fettstoffwechsel werden Organe, Muskulatur und Zellen mit Energie und Wärme versorgt.

Ein wichtiger Bestandteil des **Stoffwechsels** ist die **Energiegewinnung**. Die Zellen benötigen jede Menge Energie. Je größer dieser Energiebedarf ist, desto mehr **Mitochondrien** werden gebildet und natürlich umgekehrt. Als **Mitochondrien** bezeichnet man unsere Zellen, die Energie speichern. Sie funktionieren also in etwa wie ein **Kraftwerk**, das Energie speichert, um diese bei **Bedarf** abgeben zu können. Zudem sind Mitochondrien verantwortlich, dass der Körper **Adenosintriphosphat** produziert. Dieser Stoff ist lebenswichtig, damit die Organe und Zellen so funktionieren wie sie sollen. Von den Mitochondrien wird Adenosintriphosphat aus den Energielieferanten Kohlenhydrate und Fette gebildet. Bei der Fettverbrennung entstehen weniger freie Radikale als bei der Glucoseumwandlung. Durch die Art der Glucoseverbrennung wird der Alterungsprozess der Mitochondrien beschleunigt, was zur Folge hat, dass diese die Fähigkeit der effektiven Fettverbrennung verlieren.

Was bringt ein gesunder Stoffwechsel?

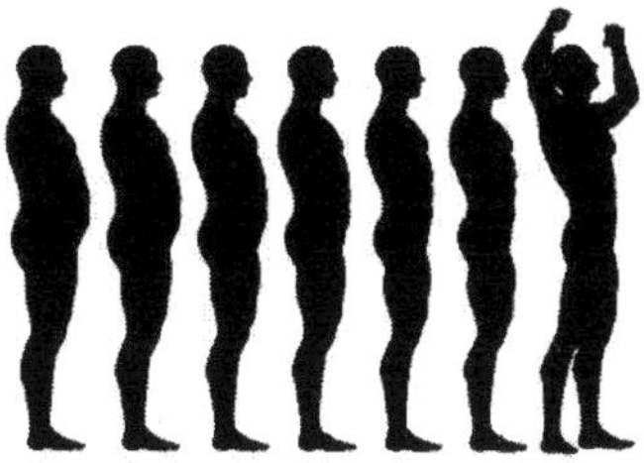

Ihr Stoffwechsel wird jeden Tag sehr gefordert. Stress, Hektik, Unruhe und schlechte Ernährungsgewohnheiten sorgen dafür, dass Sie sich müde und schlapp fühlen. Der Stoffwechsel läuft auf Hochtouren. Morgens gegen 7 Uhr ist dieser am aktivsten, während er am Abend gegen 21 Uhr sinkt. Daher sollten Sie mit kleinen Tricks darauf achten, dass Ihr Stoffwechsel optimal läuft und gesund bleibt.

Die Vorteile eines gesunden Stoffwechsels spiegeln sich in Ihnen wider und Ihr Körper wird es Ihnen danken.

- Ein gesunder Stoffwechsel sorgt dafür, dass Sie sich ausgeruht und erholt fühlen. Ihre körperliche und auch geistige Leistungsfähigkeit wird verbessert und sorgt für ein allgemeines Wohlbefinden.
- Mit einem gesunden Stoffwechsel können Sie ein paar lästige Pfunde loswerden, ohne hungern zu müssen. Ist der Körper einmal eingestellt, verspüren Sie keine Heißhungerattacken und fühlen sich frisch und beschwingt.
- Ein weiterer Vorteil ist nicht nur, dass Sie jünger wirken, sondern sich vor allem auch fühlen. Ein gesunder Stoffwechsel sorgt dafür, dass Sie die Anforderungen eines Tages mit Elan und Schwung ausüben können.
- Die Fettverbrennung wird dank eines gesunden Stoffwechsels angeregt und Sie „fühlen“ förmlich, wie die Kilos dahinschmelzen.
- Sie fühlen sich allgemein fitter und ausgeruhter. Die lästige Müdigkeit, die Sie zuvor verspürt haben, wird nach und nach verschwinden, sobald sich Ihr Stoffwechsel regeneriert hat (andere organische Ursachen müssen natürlich ausgeschlossen sein).
- Ihr Leistungsspektrum nimmt zu: Was Sie zuvor mit Mühe und Not vollbringen konnten, fällt Ihnen leichter, sobald Sie einen gesunden Stoffwechsel aufweisen.
- Eine rege Verdauung ist ein weiterer Vorteil. Vorbei sind die Zeiten von Darmproblemen, wie Verstopfung.

- Sie werden häufiger das Gefühl haben, dass Ihnen warm ist. Ein guter Stoffwechsel sorgt dafür, dass Sie seltener frieren und Ihnen wärmer zumute ist.
- Sie werden weniger Gewicht zulegen. Auch dies ist ein Zeichen eines gut funktionierenden und vor allem gesunden Stoffwechsels, denn der Stoffwechsel arbeitet und läuft auf „Touren".

Kann der Stoffwechsel einschlafen?

Ihr Stoffwechsel schläft natürlich nicht wirklich. Jedoch arbeitet er wesentlich langsamer und träger. Warum?
Wenn Sie zu viele Crash-Diäten ausüben und dabei nicht wirklich ein Erfolgserlebnis haben, sinkt nicht nur Ihre Motivation, sondern vor allem der Stoffwechsel.
Zu wenig Bewegung ist ungesund. Das weiß man. Doch wussten Sie, dass zu wenig Bewegung auch erhebliche Auswirkungen auf die Arbeit Ihres Stoffwechsels hat? Er stellt seinen Dienst quasi auf Sparflamme und schläft ein.
Wenn Ihre Glucose-Aufnahme über das Hormon Insulin (sorgt für die Glucoseaufnahme im Blut) steigt, ist Ihr Stoffwechsel gestört und kann nicht einwandfrei funktionieren. Dies gilt auch für die Aufnahme von Lipiden und Proteinen.
Eine Schilddrüsenunterfunktion hat nicht nur Einfluss auf den Herz-Kreislauf und die Darmtätigkeit. Es ist auch für Stoffwechselstörungen und dadurch bedingte Erkrankungen verantwortlich. Für eine Gewichtszunahme und Adipositas sind Störungen im Stoffwechsel nicht selten als Ursache zu finden.
Rauchen kann zu einer langsamen Arbeit des Stoffwechsels beitragen. Besser aufhören!
Nahrungsmittelunverträglichkeiten (begünstigen eine Wasser-Zunahme), sowie die Einnahme von Medikamenten (z. B. Antidepressiva oder die Anti-Babypille) haben Einfluss auf einen langsamen Stoffwechsel und können (meist nach mehreren Monaten der Einnahme) zur Gewichtszunahme führen.
Zu viel Testosteron: Das „männliche" Hormon begünstigt eine Insulinresistenz und damit eine vermehrte Fettspeicherung.

Ursachen eines langsamen Stoffwechsels

Wenn es mit dem Abnehmen nicht so recht klappen möchte, müssen Sie nicht gleich verzagen. Häufig ist die Ursache ein langsamer Stoffwechsel. Es gibt aber auch andere Ursachen mit einer Vielzahl an Symptomen.

Allgemein schlechter Stoffwechsel

- Funktionsstörung im Verdauungstrakt

- Brüchige Fingernägel und Haare
- Vermehrtes Kälteempfinden, Frieren
- Gewichtsreduktion ist kaum möglich
- Probleme sich konzentrieren zu können
- Appetitlosigkeit

Schilddrüsenbedingte Ursachen
- Haarausfall
- Trockene und schuppige Haut
- Gewichtszunahme
- Müdigkeit

Hormonbedingte Ursachen
- Unregelmäßige Periode
- starke Gesichts- und Körperbehaarung

Nahrungsmittelunverträglichkeit als Ursache
- Durchfall und Verstopfung
- Kopfschmerzen
- Erschöpfung

Die Schilddrüse und die Hormone beeinflussen Ihren Stoffwechsel erheblich. Wenn es mit der geplanten Gewichtsreduktion nicht klappt, auch wenn Sie sich noch so anstrengen, lassen Sie dies durch einen Arzt kontrollieren.

Die Stoffwechseltypen

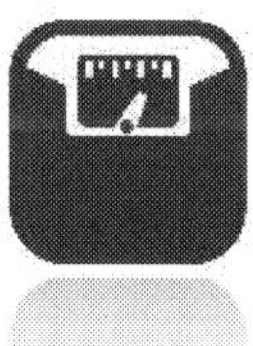

Schon 1942 hat der amerikanische Mediziner William Herbert Sheldon den menschlichen Körper in drei verschiedene Stoffwechseltypen aufgeteilt. Diese sind bezeichnet als Mesomorph, Ektomorph und Endomorph und dienen der Klassifizierung von bestimmten physischen Körpermerkmalen. Welche speziellen Körpereigenschaften die Stoffwechseltypen aufweisen und wie dieser Typ am besten im Bereich Training und Ernährung agieren kann, zeige ich Ihnen gern.

1. Mesomorph

Dieser Stoffwechseltyp zeichnet sich vor allem durch diese Eigenschaften aus:

- kräftiger Brustkorb
- festes und dickes Haar
- Körper in Sanduhrform (V-Form)
- Wangenknochen markant
- massiver Unterkiefer
- lange und breite Gesichtspartie
- Fettanlagerung: Bauch und Hüfte
- kräftige Muskulatur und gute Körperkraft

Lange Trainingseinheiten mit kurzen Pausen sind für diesen Stoffwechseltyp ideal. Ein abwechslungsreicher und vielfältiger Trainingsplan ist zweckdienlich. Ein erhöhter Eiweißanteil in einer ausgewogenen Kost ist für diesen Stoffwechseltyp genau das Richtige.

2. Ektomorph

Die Eigenschaften des ektomorphen Stoffwechseltyps sind vor allem:

- kurzer Oberkörper
- lange Arme und Beine
- schmale Hände und Füße
- geringe Fettanlagerung
- schmale Schultern
- kleiner Brustkorb
- Haare sind dünn und wenig dicht
- lange, dünne Muskulatur

Das Augenmerk sollte bei diesem Stoffwechseltyp auf einem langfristigen Muskelaufbau liegen. Anfangs wird es für diesen Typ schwierig, langen und schweren Trainingseinheiten standzuhalten. Hier fehlen Ausdauer und Kraft. Die längeren Ruhephasen sorgen dafür, dass sich der Körper anpassen kann. Im Rahmen der Ernährung sollte auf eine erhöhte Energiezufuhr geachtet werden, die mit Proteingetränken ergänzt werden kann.

3. Endomorph

Die physischen Eigenschaften dieses Stoffwechseltyps sind:

- kurze Arme und Beine
- eine runde Gesichtspartie
- breite Hüften
- starke Fettanlagerung
- dünnes Haar
- weiche Muskulatur

Der Hauptansatz in Bezug auf einen sinnvollen Trainingsplan liegt im Fettabbau, da dieser Stoffwechseltyp schnell Fett aufbaut. Ein aerobes Training mit gleichmäßigen statt intensiven Intervallen ist für diesen Stoffwechseltyp am geeignetsten. Die beste Ernährungsform für diesen Typen ist eine eiweißreiche Ernährung, wie die Low-Carb-Ernährung.
Fast niemand lässt sich jedoch eindeutig in nur eine Kategorie des Stoffwechseltyps einordnen. Die Spezifikation richtet sich vor allem nach Körperbau, Skelett und Fettanlagerung. Somit ist der Mischtypus sehr viel wahrscheinlicher.
Beispiel: Ein Typ mit endo-mesorphoben Eigenschaften zeichnet sich durch eine sportliche, muskulöse Erscheinung aus, die jedoch zu starke Fettanlagerungen neigt.
Anhand dieser Kategorisierung lässt sich sehen, dass der ektomorphe Typ den schnellsten Stoffwechsel hat, der endomorphe hingegen den langsamsten. Anhand der unterschiedlichen Körperformen und äußerlichen Attribute, können Sie sich selbst in eine bzw. mehrere Kategorien einordnen. So erfahren Sie auch, was für Ihren Stoffwechsel am besten ist und wie Sie diesen langfristig in Schwung halten können, ohne unnötig Fett anzulagern.

Die besten Lebensmittel zum Stoffwechsel Anregen

Damit Sie Ihren Stoffwechsel beschleunigen und diesem einen richtigen Boost verleihen können, eignen sich spezielle Lebensmittel besser als andere. Welche das sind und warum diese so wirken, zeige ich Ihnen:

1. Wasser
Den Tag über reichlich Wasser zu trinken ist essentiell, da unser Körper zu einem Großteil (70 %) aus Wasser besteht. Ein Glas Wasser vor einer Mahlzeit sorgt zudem dafür, dass Sie schneller ein Sättigungsgefühl bekommen.
2. Apfel
Es gibt nicht nur das bekannte Sprichwort, dass ein Apfel am Tag den Doktor fernhält. Nein! Der Apfel ist ein wahrer Vitaminlieferant und verfügt über eine leberreinigende Wirkung, wo die „Hauptzentrale" des Stoffwechsels sitzt. Das im Apfel enthaltene Pektin sorgt für eine geringere Kalorienaufnahme während der Mahlzeit, denn es trägt zum Sättigungsgefühl bei. Daher eignet sich der Apfel auch ideal als Vorspeise.
3. Kaffee
Der Muntermacher begleitet uns nicht nur durch den Tag und sorgt für ein herrliches Wohlgefühl, er regt auch die Fettverbrennung an und hemmt den Appetit. Zudem regt Kaffee die Verdauung an und sorgt so für einen aktiven Stoffwechsel.
4. Eier
Eiweiße sind ein wichtiger Bestandteil für einen guten Stoffwechsel. Das zusätzlich enthaltene Biotin ist elementar für einen raschen Stoffwechsel.

5. Ingwer und Chili

Darf es ein bisschen schärfer sein? Mit Ingwer und Chili haben Sie stets eine gute Wahl getroffen. Ingwer sorgt für einen 20 % schneller arbeitenden Stoffwechsel. Die entzündungshemmenden und antibakteriellen Eigenschaften sind ein zusätzliches Plus. Chili hilft bei der Fett- und Kalorienverbrennung. Zudem wirkt sie entgiftend.

6. Spurenelemente und Mineralien: Mangan und Magnesium

Vor allem Mangan ist in unserem Körper nur als geringe Menge enthalten. Beide Stoffe dienen der Enzymbildung, die wichtig ist, um unseren Stoffwechsel einwandfrei funktionieren zu lassen. Knochen und Muskeln werden mit Mangan und Magnesium versorgt.

7. Erdbeeren und Blaubeeren

Sie sind nicht nur lecker, sondern stecken voller Vitamine und sorgen für einen angekurbelten Stoffwechsel. Vor allem Blaubeeren werden als echter Schlankmacher bezeichnet.

8. Gurken

Gurken bestehen zu einem Großteil aus Wasser und sind sehr kalorienarm. Die Knackigkeit und der leckere Geschmack sind ein zusätzliches Plus dieses Stoffwechselboosters.

9. Zitrone

Durch den hohen Vitamin C Gehalt sorgen Zitronen für eine angeregte Fettverbrennung. Zusätzlich helfen Sie bei der Entgiftung. Einfach ein paar Spritzer Zitrone ins Wasser und Sie haben einen wahren Booster-Drink!

10. Zimt

Das orientalische Gewürz schmeckt nicht nur himmlisch, sondern enthält reichlich Oxidantien, die sich positiv auf den Blutzuckerspiegel und damit auf Ihren Stoffwechsel auswirken.

11. Mandeln

Mandeln sind reich an Ballaststoffen und guten Fetten, Nähr- und Mineralstoffen. Das sorgt für einen guten Stoffwechsel und eine positive Auswirkung auf Ihr Gewicht. Mandeln lassen sich vielseitig verarbeiten, schmecken lecker und dienen als köstlicher Snack für zwischendurch.

12. Dunkle Schokolade

Mit einem Kakaoanteil von mindestens 70 % trägt die dunkle Schokolade zu einer erhöhten Dopaminausschüttung bei. Das macht nicht nur glücklich, sondern regt den Stoffwechsel an. Zudem wird Ihre unabdingbare Lust auf Süßes gestillt.

Die besten Tipps zum Stoffwechsel Anregen

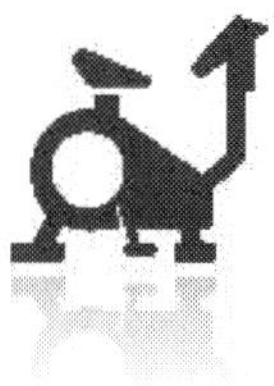

Ihr Stoffwechsel lässt sich mit einfachen Mitteln anregen. Was Sie für einen beschleunigten Stoffwechsel selbst tun können, erfahren Sie von mir.

Trinken ist wichtig!

Wasser ist unser Lebenselixier. Rund 1,5 l sollten Sie pro Tag durch Getränke zu sich nehmen, um Ihren Stoffwechsel aktiv zu unterstützen. Vor allem ungesüßter Tee, Mineralwasser und schwarzer Kaffee sind wahre Motoren, um Ihren Stoffwechsel in Schwung zu bringen.

Regelmäßige, kleine Mahlzeiten

Essen Sie bewusst, gesund und regelmäßig. Das sorgt für einen konstanten, aktiven Stoffwechsel. Vor allem die beschriebenen Lebensmittel, die Ihren Stoffwechsel beschleunigen, sind dafür sehr zu empfehlen. Scharfe und proteinreiche Mahlzeiten regen Ihren Stoffwechsel um 15 bis 20 % an. Die Portionsgröße ist ein entscheidender Faktor: Sie sollten nicht zu wenig Kalorien aufnehmen, denn dann schaltet der Körper in den Hungermodus. Über den Tag verteilt sind kleine Portionen und gesunde, leckere Snacks ideal. Schauen Sie auch einmal in den Rezeptteil in Kapitel 9: Hier finden Sie tolle Rezepte für jeden Tag, die Ihnen neue Ideen und Inspirationen bieten.

Scharf essen

Chili, Ingwer und Knoblauch gelten als scharfe Knollen/Schoten, die allerhand tolle Eigenschaften mitbringen, die sich positiv auf Ihren Stoffwechsel auswirken. Einfach öfter mal scharf essen!

Gute Öle

Vor allem Kokosöl gilt als wahrer Stoffwechselbooster. Die darin enthaltenen Fettsäuren regen den Stoffwechsel ordentlich an.

Meeresfrüchte

Wer sie mag, hat Glück: Meeresfrüchte verfügen über einen erhöhten Jodanteil und sorgen für eine vermehrte Produktion des wichtigen Schilddrüsenhormons.

Bewegung tut gut und regt an

Vor allem wenn Sie einen Job haben, bei dem Sie überwiegend im Sitzen arbeiten, ist eine anschließende Bewegung von rund 30 bis 60 Minuten ideal, um Ihren Stoffwechsel anzukurbeln. Genießen Sie Ihre Mittagspause bei einem Spaziergang im Freien und spüren Sie, wie gut Ihnen die Bewegung tut.

Muskulatur und Ausdauer

In Ruhe verbraucht Ihre Muskulatur mehr Energie als anderes Gewebe. Eine gute Muskulatur können Sie vor allem durch einfache Kräftigungsübungen schonend, aber effektiv aufbauen. Ausdauertraining hilft Ihnen Kalorien zu verbrennen und lässt Ihren Stoffwechsel mit Power arbeiten.

Physis und Psyche

Genau wie unser Körper bewegt werden will, braucht unsere Psyche auch einen Schubser in die richtige Richtung. Die beschleunigte Fettverbrennung ist eine Sache. Sie sollten sich mit positiven Gedanken füllen und jede noch so kleine, tolle Veränderung als Erfolg für sich verbuchen und sich stolz auf die Schulter klopfen.

Schlaft gut

Ein guter Schlaf, der regelmäßig und ausreichend ist, wirkt sich positiv auf den Stoffwechsel aus. Schlafmangel hingegen sorgt für ein größeres Hungergefühl und eine mangelnde Konzentrationsfähigkeit.

Kalt duschen

Wechselduschen haben sich seit jeher bewährt. Diese regen die Durchblutung an und sorgen, dass Sie sich fit fühlen. Einmal 30 Sekunden lang kalt abduschen ist vielleicht etwas unangenehm, hat aber einen positiven Effekt: Der Körper benötigt erhöht Energie, um sich wieder aufzuwärmen. Das treibt den Stoffwechsel an.

Stress vermeiden und Entspannen

Bei Stress wird das Hormon Cortisol produziert, welches die Fetteinlagerung am Bauch begünstigt und damit einen schlechten Einfluss auf Ihren Stoffwechsel hat. Der Blutzuckerspiegel ist erhöht und der Stoffwechsel schläft förmlich ein.

Crash-Diäten

Diese Diätform wirkt sich nicht nur negativ auf den Stoffwechsel aus, sondern sorgt auch dafür, dass der unerwünschte Jo-Jo-Effekt auftauchen kann. Der Körper ist durcheinander. Eine bewusste und ausgewogene Ernährung ist daher der sinnvollere Schritt.

Cheatday – Heute wird geschlemmt

Gesunde Ernährung ist wichtig! Dennoch werden Sie auf kurz oder lang von Gelüsten heimgesucht, die weniger dem eigentlichen Ernährungsplan entsprechen. Ein so genannter Cheatday oder Schlemmertag dient nicht nur Ihrer „Belohnung“, sondern ist auch effektiv und sinnvoll. An diesem Tag dürfen Sie richtig schlemmen und das Doppelte von dem essen, was Sie normalerweise zu sich nehmen. Klingt erstmal verwirrend, oder? Sorgt aber dafür, dass zwei Hormone (Grehlin und Leptin) vermehrt produziert werden. Das Gehirn erhält den Befehl Bauchfett zu verbrennen und Ihr Hungergefühl nimmt für die nächsten drei Tage ab. Wenn das mal keine guten Nachrichten sind...! Wichtig zu beachten ist, dass der Cheatday sich auf einen festen Tag in der Woche beschränkt und nicht zur Gewohnheit wird!

Entgiften

Vielleicht probieren Sie es einmal mit der in Kapitel 6 beschriebenen Stoffwechseldiät? Mit dieser Ernährung kann Ihr Körper entgiften und Sie werden sich rundum wohlfühlen. Die neue Power, das Gefühl sich jünger und besser zu fühlen, sind unbezahlbar.

Eisen, Zink und Selen

Ein Mangel dieser Stoffe hat einen negativen Einfluss auf Ihren Stoffwechsel. Eisen ist vermehrt in Geflügel, Fleisch und Gemüse/Obst enthalten. Zink kommt vor allem in Fleisch, Nüssen und Samen, sowie Eiern vor. Selen können Sie durch Brokkoli, Knoblauch, Zwiebeln, Fleischsorten und Fisch aufnehmen.

Rauchen und Alkohol

Diese beiden Laster schaden nicht nur unserer Gesundheit, sondern vor allem auch unserem Stoffwechsel. Auch wenn der Verzicht schwerfällt, so lohnt es sich mit dem Rauchen aufzuhören und nur hin und wieder ein Gläschen Wein zu sich zu nehmen, statt dies aus Gewohnheit in seinen Tagesablauf zu integrieren.

Mit diesen vielfältigen Tipps schaffen Sie es, Ihren Stoffwechsel zu beschleunigen. Ihren Tagesablauf können Sie nach diesen einfachen Prinzipien ausrichten und diese miteinfließen lassen.

Sorgen Sie für ausreichend Ruhephasen und gönnen Sie sich Entspannung. Ihr Alltag ist von Stress und Hektik bestimmt, doch Sie müssen hin und wieder auf Stopp drücken. Generell sind das bewusste Genießen, eine gute Mischung aus Aktivität und Ruhe, kombiniert mit einer ausgewogenen, regelmäßigen Ernährung das ideale Rezept für einen beschleunigten Stoffwechsel.

Es ist ganz einfach! Nach einer kurzen Umgewöhnung werden Sie sich besser, ausgeglichener und energiegeladener fühlen! Probieren Sie es aus!

TEIL II: Muskelaufbau für einen aktiveren Stoffwechsel

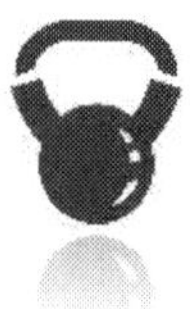

Der „stählerner Körper“, schön definierte Muskeln, ein straffer Bauch oder ein Sixpack...

Diese Liste könnte man ewig weiter führen. Wer träumt nicht von einem knackigen Po und einem athletischen Body?
Muskelmasse aufzubauen bedeutet sich stärker zu machen, sowohl körperlich als auch mental. Egal ob Frau oder Mann, Anfänger oder Fortgeschrittener, Laie oder Bodybuilder – alle haben ein gemeinsames Ziel vor Augen: den in ihren Augen optimalen muskulösen Körper, schnellstmöglich versteht sich. Lassen Sie mich Sie jetzt einführen in die Welt des Krafttrainings und Ihnen alles aufzeigen, was damit zusammenhängt und wichtig ist. Eines ist sicher: beim Trainieren auf Maximalkraft stoßen Sie auf Ihre Grenzen, was Sie nicht nur körperlich, sondern auch mental weiterbringen wird... Sind Sie bereit, Ihre eigenen Grenzen neu kennenzulernen?

Was Sie über Muskelaufbau wissen sollten

Hohe Verletzungsgefahr vor allem bei unsauberer Ausführung
Da Sie mit vielen Gewichten arbeiten, ist die Gefahr vergrößert, dass Sie sich bei falscher Ausführung oder wenn Sie es nicht mehr halten können, schwer verletzen. Trainieren Sie mit einem Partner zusammen oder im Fitnessstudio, wo geschulte Trainer Ihnen über die Schulter blicken können. Nehmen Sie lieber weniger Gewichte und führen die Übungen dafür schön sauber und hoch konzentriert aus.
Nicht überfordern, vor allem nicht bei schwachem Herz-Kreislauf-System.
Auf Maximalkraft zu trainieren ist sehr anstrengend, dafür sollten Sie entweder fit genug sein oder sich erst fit machen. Lassen Sie sich außerdem vom Arzt gründlich durchchecken, bevor Sie damit beginnen.
Nicht alle Pulver und Nahrungsergänzungsmittel sind gut!
Vor allem im Fitnessstudio kann man sich vielerlei kaufen... Nicht alles ist aber wirklich nötig und gesund. Lassen Sie prinzipiell die Finger von chemischen Mitteln. Den Vitaminbedarf durch solche Ergänzungen etwas abzudecken ist absolut in Ordnung, nehmen Sie aber nicht zu viel davon zu sich. Die normale Ernährung reicht eigentlich aus und versorgt Sie mit genügend Nährstoffen. Künstlich zugeführte sind kein Ersatz!
Krafttraining senkt Risiko an Diabetes oder Bluthochdruck
...zu erkranken, beziehungsweise heilt diese Krankheiten sogar.
Finger weg von Doping und anabolen Steroiden
Viele Menschen, vor allem Männer lassen sich verlocken und nehmen diese Dinge zu sich. Die schädliche Wirkung auf die Gesundheit ist aber enorm! Vor allem bei dauerhaften, längeren Konsum. Man bekommt nicht nur Akne und Pickel am ganzen Körper davon, sondern bei Frauen verändert sich auch die Stimme in eine tiefere. Männer können an Impotenz erkranken und deren Hoden schrumpfen. Außerdem kann man psychisch abhängig werden, viele ehemalige Bodybuilder, die Steroide zu sich nahmen, leiden unter schweren Depressionen, hervorgerufen durch diese Doping-Stoffe.

Überernährung
Viele Kraftsportler nehmen zu viel Eiweiß zu sich, weil sie der Meinung sind, sie bräuchten das. Dies führt zu gesundheitlichen Schäden und ist vor allem eine Belastung für die Leber. Aber auch zu viele Vitamine können negative Folgen auf die Gesundheit haben. Deshalb nehmen Sie nicht zu viel von allem zu sich, auch wenn Sie es gut meinen.

Das Muskelaufbau-Training

Zum Muskelaufbau sollten Sie auf Kraft trainieren. Um das Muskelwachstum schnellstmöglich anzuregen, empfiehlt sich ein Training mit Maximalkraft. Kurz gesagt: hohe Gewichte mit kurzen Wiederholungen.
Unterschied zwischen AEROBEM & ANAEROBEM TRAINING
Der große Unterschied zwischen einem anaeroben Training und aeroben Training liegt darin, dass bei einem aeroben Training beim Verbrennen von Kohlenhydraten sehr viel Sauerstoff verbraucht wird. Auf diese Art und Weise wird dann Energie für weitere Muskelarbeit gewonnen. Als Hilfestellung dienen hierbei die roten Muskelfasern, denn diese helfen einem dabei Sauerstoff aufzunehmen.
Bei schnellen und intensiven Trainingseinheiten mit sehr hoher Belastung spricht man von anaerobem Training – hierbei braucht der Körper sehr viel mehr Energie. Die Energiegewinnung auf aerobem Weg reicht in der Regel dafür nicht mehr aus.
Aus diesem Grund wandelt der Körper Sauerstoff mit Milchsäuregärung in Energie um. Dabei fällt in der Regel Laktat an. Diesen Prozess bezeichnet man dann als anaeroben Energiestoffwechsel.
Eine sehr gute Orientierung für die Intensität des Trainings gibt in der Regel die anaerobe Schwelle. Diese kann einem dabei weiterhelfen heraus zu finden, ob man noch aerob oder anaerob trainiert. Die aerobe Schwelle liegt in der Regel bei ca. vier Millimol pro Liter an Milchsäuregehalt im Blut.
Welches Training ist wofür am besten geeignet?

- Anaerobes Training: Für eine Steigerung der Leistung und den Aufbau von Muskeln sehr gut geeignet!
- Aerobes Training: Steigert die Ausdauer und hilft beim Abnehmen bzw. Fett verbrennen!

Die eine schließt die andere Trainingsform nicht aus. Es ist sogar empfehlenswert seinen Trainingsplan mit beiden Bereichen zu füllen, wobei Sie natürlich den Fokus auf das anaerobe Training zum Muskelaufbau richten.
Halten Sie sich zudem an folgende, allgemeine Profi-Trainingstipps:
Absolute **Beginner** sollten nicht öfter als drei Mal die Woche trainieren.
Auch die **Trainingsfrequenz** spielt eine besonders große Rolle. Gerade das intensive Krafttraining kann für Anfänger besonders anspruchsvoll sein. Deswegen ist es auch wichtig, dass die Frequenz anfangs nicht zu hoch ist.

Darüber hinaus ist nach einer Trainingseinheit nicht nur der Körper, sondern auch der Geist belastet und muss sich erst mal einmal **wieder regenerieren**. Erst wenn eine körperliche Adaption stattgefunden hat, d. h. wenn sich der Körper an das Training gewöhnt hat, kann man mit einer Steigerung seines Trainings beginnen. Diese Adaption braucht in der Regel 30 bis 60 Tage, vorher sollten Sie also nicht zu einem neuen Trainingsplan greifen.

Die Muskelaufbau-Ernährung je nach Stoffwechseltyp

Der „normale" Tagesbedarf an Proteinen entspricht durchschnittlich 0,8mg je Kilogramm an Körpergewicht.
Für Kraftsportler, also Menschen, die Muskeln aufbauen möchten, empfiehlt sich je nach Stoffwechseltyp 2-2,8 Gramm pro kg an Körpergewicht. Und je nachdem welcher Stoffwechseltyp Sie sind, sollten Sie 45-65 Gramm am Tag an Fett zu sich nehmen, um optimal Muskeln aufbauen zu können. Dies hängt auch von Ihrer Körpergröße ab. Wenn Sie sich bereits Ihren Stoffwechseltyp zugeordnet haben, können Sie hier entnehmen, wie viel Fett und Eiweiß am Tag für Sie ideal sind. Die verschiedenen Stoffwechseltypen inklusive Beschreibung finden Sie im Kapitel „Welche Stoffwechseltypen gibt es?".

Täglicher Bedarf an Eiweiß und Fett je nach Stoffwechseltyp

Täglicher Eiweißbedarf der verschiedenen Stoffwechseltypen in der Muskelaufbau-Phase:

Ektomorph: 2 – 2,4 g pro kg an Körpergewicht
Mesomorph: 2,2 – 2,6 g pro kg an Körpergewicht
Endomorph: 2,2 – 2,8 g pro kg an Körpergewicht

Täglicher Fettbedarf der verschiedenen Stoffwechseltypen in der Muskelaufbau-Phase:

Ektomorph:
Bis 75 kg: 45 – 50 g
75 - 100 kg: 50 – 55 g
Über 100 kg: 55 – 60 g

Mesomorph:
Bis 75 kg: 40 – 45 g
Bis 100 kg: 45 – 50 g
Über 100 kg: 50 – 55 g

Endomorph:
Bis 75 kg: 50 – 55 g
Bis 100 kg: 55 – 60 g
Über 100 kg: 60 – 65 g

Wichtige Tipps für den Muskelaufbau

Wer Muskeln aufbauen möchte, hat zuerst Fett abzubauen. Viele Kraftsportler beginnen mit einer Diät, damit die Muskeln, die sie sich später antrainieren, auch sichtbar sein werden. Es gibt entweder die Möglichkeit, gleichzeitig Fett ab- und Muskeln aufzubauen oder den Fettabbau-Prozess von dem Muskelaufbau zu trennen. Eine sehr effektive Methode, um Fett zu verbrennen, ist das Ausdauertraining im aeroben Bereich. Einsteiger beschreiben dieses Training auch sehr oft als „halb-so-anstrengendes" Ausdauertraining. Obwohl man nicht schnell läuft, hat solch ein Training eine positive Wirkung auf den Fettstoffwechsel. Eine sehr gute Orientierung für die Intensität des Trainings gibt in der Regel die anaerobe Schwelle.
Beim aeroben Training handelt es sich um eine Trainingsform, die in der Regel 1/2 bis 3 Stunden dauert und bei geringer Belastung durchgeführt wird. Hierunter fallen vor allem Ausdauersportarten wie zum Beispiel das Laufen oder Schwimmen. Da 2 bis 3 Stunden für den Körper eine ziemlich große Belastung sind, sollte man als Anfänger solch eine Trainingsdauer vermeiden.
Das Gewichtheben allein ist nicht empfehlenswert, um Fett abzubauen. Man wird damit kaum Erfolg haben, wenn man nicht gleichzeitig auch die Ernährung verändert und es mit ein wenig Ausdauersport verknüpft. Krafttraining im Allgemeinen kann dabei helfen, Muskeln unter der Fettschicht aufzubauen, aber das bedeutet noch lange nicht, dass sich das Fett dadurch automatisch in Muskelmasse verwandelt. Deshalb empfehle ich vor der Phase des Muskelaufbaus sein Körperfett messen zu lassen und wenn nötig sich zuerst auf den Fettabbau zu konzentrieren.

- Entscheidend beim Muskeln Aufbauen ist außerdem, dass Sie genügend Eiweiß zu sich nehmen.
- Die genetische Veranlagung spielt beim Muskelaufbau eine Rolle. Manche Menschen bauen bei gleichem Training und gleicher Ernährung einfach schneller Muskeln auf als andere. Lassen Sie sich nicht entmutigen, wenn es bei Ihnen etwas länger dauert oder sich schwieriger gestaltet.
- Achten Sie auf die richtigen Proportionen! Manchmal ist weniger mehr. Gerade Männer neigen dazu, verstärkt den Oberkörper zu trainieren, vor allem seine Vorderseite. Das sieht nicht nur ungleichmäßig aus sondern ist auch ungesund, denn so entstehen muskuläre Dysbalancen und Fehlhaltungen.
- Auch das richtige Mindset spielt eine besonders große Rolle. Muskeln lassen sich nicht über Nacht aufbauen, jedenfalls nicht auf natürliche

und gesunde Weise. Es ist ein Prozess, der nicht nur Zeit, sondern auch die richtige Motivation benötigt. Nur mit Hilfe der richtigen Motivation kann man sich auch jeden Tag dazu motivieren, um etwas für seine Figur zu tun. Hierbei ist es von großer Wichtigkeit, sich Ziele zu setzen, deren Erreichung realistisch ist. Wenn Sie dies nicht so umsetzen, ist die Gefahr groß, dass die eigene Motivation in den Keller fällt.
Der wichtigste Faktor, um ein großes Ziel zu verwirklichen, ist Selbstwirksamkeit. Selbstwirksamkeit bedeutet nicht anderen Menschen etwas zu beweisen, sondern sich selbst. In der Praxis sieht das so aus, dass man ein Ziel, welches man festgelegt hat, auch erreichen kann. Wenn es sich hierbei um ein großes Ziel handelt dann ist es verständlich, dass man dieses Ziel nicht von einem Tag auf den anderen verwirklichen kann. Deswegen ist es wichtig, dieses große Ziel zu cutten, also in viele kleine Unterziele zu unterteilen. Auch die Frage, was man Tag für Tag dafür tun kann, um seinem Ziel näher zu kommen, ist bedeutend, wenn es um Entscheidungen bezüglich der eigenen Ernährung geht.

TEIL III: Der Weg zum Ziel

Willkommen in diesem Kapitel, das Ihnen dazu verhelfen wird, endlich Ihren Traumkörper zu bekommen! Wie? Indem Sie ihn ganz einfach planen! Hegen Sie schon länger den Wunsch, einiges abzunehmen oder endlich mehr Sport zu treiben? Wenn ja, machen Sie jetzt den ersten Schritt. Meine Zielerreichungsmethode wird Ihnen dabei helfen...
Schreiben Sie für das Erste auf, wovon Sie insgeheim träumen und was Sie sich wünschen.
Wie viele Kilos sollen weg? Wie viele Muskeln möchten Sie aufbauen? Wie schlank hätten Sie Ihre Taille gern? Und wie wäre es mit einem knackigen Po und flachen Bauch? Vielleicht ein durchtrainierter Körper oder ein Sixpack?
Sie dürfen alles notieren, was Ihnen einfällt, bitte ohne dabei Ihre Wünsche zu bewerten oder auf Umsetzbarkeit zu prüfen.

Was sind Ihre derzeitigen Vorsätze oder Wünsche?

____

Wählen Sie danach all Ihre Träume aus, die tatsächlich realisierbar sind und streichen Sie die anderen Punkte. Überlegen Sie nun, was davon Ihnen wirklich wichtig ist. Dann schätzen Sie den Aufwand ein, den Sie betreiben müssten, um diese Träume zu realisieren und streichen Sie die, deren Aufwand Ihnen zu hoch erscheint.

Wir verwandeln im nächsten Schritt die übriggebliebenen Träume beziehungsweise Visionen in Ziele...

Ziele richtig definieren, planen und kontrollieren

Ziel-Definition: verwandeln Sie Ihren Traum in ein echtes, klares Ziel

Nun verwandeln Sie Ihren Traum in ein klar definiertes Ziel. Schreiben Sie dazu genau auf, wie der gewünschte Zustand aussieht.
Beispiel: Wenn es Ihr Traum ist, fit zu sein, erläutern Sie genau, was Sie unter Fitness verstehen, in welchen Bereichen Sie fit werden möchten usw. Vielleicht haben Sie bereits eine klare Vorstellung z. B. darüber, dass Sie es schaffen möchten, 10km in einer Dreiviertel-Stunde zu laufen. Desto genauer Sie definieren, umso besser!

Ziel-Definition

____

Ziele planen, umsetzen und kontrollieren

Hierfür beantworten Sie sich folgende Fragen:

- Wie genau können Sie Ihre Ziele erreichen?
- Welche Methoden können Sie anwenden, um Ihre Ziele zu erreichen?
- Zu welchem Zeitpunkt bzw. wie oft müssen Sie sich dieser Methoden bedienen, um Ihr Ziel zu erreichen?
- In welche kleinen Zwischenziele lässt sich Ihr Hauptziel unterteilen?

Schreiben Sie möglichst viele kleine Ziele auf und definieren Sie genau, wie der erwünschte Zustand des Zwischenziels auszusehen hat.

Außerdem bestimmen Sie bitte das Datum, zu welchem das Zwischenziel erreicht sein sollte. Dabei gilt es gut mit der Zeit zu planen, sodass es machbar für Sie ist und bleibt, alle kleinen und letztlich Ihr großes Ziel zu erreichen.
Auch für Ihr End-Ziel legen Sie natürlich eine Deadline fest.
Um kontrollieren zu können, ob Sie Ihr Ziel überhaupt erreicht haben, sind bestimmte Messwerte nötig.
Beim Abnehmen sind es z. B. Kilogramm, bei der Fitness könnte es ein Leistungs-/Fitness-Test sein oder das Laufen mit einer bestimmten Geschwindigkeit in einer vorgegebenen Zeit.

Suchen Sie sich geeignete Messwerte heraus, mit denen Sie später Ihre Zielerreichung kontrollieren können.

Wege und Methoden zur Zielerreichung inklusive Zeitplan

____

Zwischenziel 1 + Datum

____

Zwischenziel 2 + Datum

____

Zwischenziel 3 + Datum

____

Zwischenziel 4 + Datum

____

Zwischenziel 5 + Datum

____

Zwischenziel 6 + Datum

____

Zwischenziel 7 + Datum

____

(...)

Endziel + Deadline

____

Ziele visualisieren

Beschäftigen Sie sich jeden Tag mit Ihrem Ziel. Visualisieren Sie Ihr Ziel jeden Abend vor dem Zubettgehen. Stellen Sie sich genau vor, wie schön es wäre, wenn Sie Ihr Ziel schon erreicht hätten! Malen Sie sich diese Situation bildlich aus und genießen Sie es. Indem Sie Ihre Ziele visualisieren – diese also verbildlichen und „leben" vor Ihrem inneren Auge - suggerieren Sie Ihrem Unterbewusstsein, Sie hätten sie schon erreicht. Das wird abgespeichert und dadurch stimmen Sie sich nicht nur positiv, sondern kommen tatsächlich schneller an Ihr Ziel.
Fertigen Sie ein Bild an, auf dem Sie Ihr Ziel darstellen. Das könnte ein altes Foto von Ihnen sein, auf dem Sie Ihre Wunschfigur hatten, aber auch die Figur Ihres Idols, die Sie auch gerne hätten und von der Sie schon lange träumen...
Diese Bilder kopieren Sie und hängen Sie überall auf, wo Sie sie sehen bzw. stecken sich eines in den Geldbeutel. So verlieren Sie Ihr Ziel NIE aus den Augen!

Sprechen Sie über Ihr Ziel! Indem Sie es bekanntmachen, sind Sie gezwungen, es auch zu erreichen, denn sonst wäre es ja peinlich, da bereits jeder von Ihrem Vorhaben weiß...
Das kann einen positiven Druck auf Sie ausüben.
Außerdem werden Sie mit großer Wahrscheinlichkeit öfter von Freunden, Bekannten und Kollegen auf Ihr Zielvorhaben angesprochen, was Sie zusätzlich motivieren wird.

TEIL IV: Trainingsplan für zuhause

Für die Umsetzung der Trainingspläne empfehlen sich folgende Artikel: Sportmatte, zwei Kurzhanteln (Gewicht bestimmen Sie, ein Steigern des Gewichts nach den ersten Monaten empfiehlt sich), Sprungseil.

Aufwärmen (vor jedem Training durchführen)

Übung	**Sätze**	**Wiederholungen**	**Pause**
Schnelles Gehen	5 Minuten	In einem Durchgang	
Leichte Kniebeugen	3 à 60 Sek.	15	20 Sek.
Sprungseil	3 à 60 Sek.	15	20 Sek.

Training für Anfänger (für Frauen & Männer)

Übung	Sätze	Wiederholungen	Pausen
Kniebeugen	2	6-8	60 Sekunden
Liegestützen	2	6-8	60 Sekunden
Kraulen (auf den Bauch legen, Brust vom Boden anheben, Po anspannen und mit den Armen Kraulbewegungen machen, ohne dabei den Boden zu berühren)	2	6-8	60 Sekunden
Schulterdrücken, seitlich mit Hanteln (Arme links und rechts langsam anheben bis Schulterhöhe und dann wieder absenken)	2	6-8	60 Sekunden
Bizepscurls mit Hanteln (Oberarme eng am Oberkörper und Unterarm bis ¾ anheben, langsam wieder senken)	2	6-8	60 Sekunden
Trizeps-Drücken (z. B. an einem Stuhl abstützen mit den Händen, der Po bleibt in der Luft und dann langsam rauf und runterdrücken)	2	6-8	60 Sekunden

Sit-ups (auf den Rücken legen, Beine angewinkelt, langsam auf- und abrollen, dabei den Oberkörper so hoch wie möglich bringen)	2	8-10	60 Sekunden
Seitliches Körperbrett (auf die Seite legen, mit dem Unterarm abstützen und dann den Rest des Körpers hochdrücken – nur auf den beiden Fußkanten zusätzlich abstützen – beide Seiten machen)	2	10-20 Sek. halten	60 Sekunden
Seitliche Crunches (s. Sit-ups, Unterschied: Rechte Schulter zum linken Knie führen und andere Seite)	2	8-10	60 Sekunden
Sit-ups Pushes (s. Sit-ups, Unterschied: Oben mit dem Oberkörper bleiben und ganz schnelle kleine Auf- und Ab-Bewegungen machen)	2	8-10	60 Sekunden

Training für Fortgeschrittene (für Frauen & Männer)

Übung	Sätze	Wiederholungen	Pausen
Kniebeugen	4	12-14	30 Sekunden
Liegestützen	4	12-14	30 Sekunden
Kraulen (auf den Bauch legen, Brust vom Boden anheben, Po anspannen und mit den Armen Kraulbewegungen machen, ohne dabei den Boden zu berühren)	4	12-14	30 Sekunden
Schulterdrücken, seitlich mit Hanteln (Arme links und rechts langsam anheben bis Schulterhöhe und dann wieder absenken)	4	12-14	30 Sekunden
Bizepscurls mit Hanteln (Oberarme eng am Oberkörper und Unterarm bis ¾ anheben, langsam wieder senken)	4	12-14	30 Sekunden
Trizeps-Drücken (z. B. an einem Stuhl abstützen mit den Händen, der Po bleibt in der Luft und dann langsam rauf und runterdrücken)	4	12-14	30 Sekunden

Sit-ups (auf den Rücken legen, Beine angewinkelt, langsam auf- und abrollen, dabei den Oberkörper so hoch wie möglich bringen)	4	14-16	30 Sekunden
Seitliches Körperbrett (auf die Seite legen, mit dem Unterarm abstützen und dann den Rest des Körpers hochdrücken – nur auf den beiden Fußkanten zusätzlich abstützen – beide Seiten machen)	4	20-30 Sek. halten	30 Sekunden
Seitliche Crunches (s. Sit-ups, Unterschied: Rechte Schulter zum linken Knie führen und andere Seite)	4	14-16	30 Sekunden
Sit-ups Pushes (s. Sit-ups, Unterschied: Oben mit dem Oberkörper bleiben und ganz schnelle, kleine Auf- und Ab-Bewegungen machen)	4	14-16	30 Sekunden
Körperbrett (auf den Bauch legen, mit beiden Unterarmen abstützen, Bauch anspannen, Körper anheben und nur mit Fußspitzen abstützen)	4	14-16	30 Sekunden
Beine anheben und halten (auf den Rücken legen, Rücken und Arme fest in den Boden drücken, beide Beine anheben und halten, ungefähr auf 45 Grad)	4	20-30 Sek. halten	30 Sekunden
Sit-ups mit Beinen in der Luft (s. Sit-ups, Unterschied: Beine statt angewinkelt, durchstrecken und in der Luft halten, auf ungefähr 45 Grad)	4	14-16	30 Sekunden

Cool-Down (Abwärmen nach jedem Training)

Übung	Sätze	Wieder-holun-gen	Pause
Spazieren gehen	In einem Durchgang	Keine	Keine
Beine lockern mit Kick nach vorn	3 Sätze	10	Keine
Beinvorderseite dehnen (hüftbreiter Stand, abwechselnd links und rechts die Ferse zum Po ziehen)	In einem Durchgang		Keine
Beinrückseite dehnen (hüftbreiter Stand, Knie durchgestreckt, Fingerspitzen zum Boden)	In einem Durchgang		Keine
Brust dehnen (Arme links und rechts öffnen, Brust raus drücken)	In einem Durchgang		Keine
Bauch dehnen (beide Arme nach oben ziehen, Bauch lang machen)	In einem Durchgang		Keine

TEIL V: Die hCG Diät – Theorie dahinter

Viele Diäten versprechen eine schnelle und leichte Gesichtsabnahme. Doch nicht jede Diät ist auch gesund oder effektiv. Die hCG- Diät verspricht dies ebenfalls, jedoch basieren ihre Regeln auf wissenschaftlichen Erkenntnissen und beziehen sich auf natürliche Stoffwechselvorgänge, was sie so erfolgreich und beliebt macht.

Die hCG Diät oder auch hCG Stoffwechselkur genannt, ist eine 3 bzw. 4 Phasen lang andauernde Diät, mit einem hohen Kaloriendefizit und mit Einnahme des hCG Hormons. Durch die Kalorienrestriktion im Zusammenspiel mit dem Medikament soll ein hoher Gewichtsverlust in kurzer Zeit erreicht werden. Des Weiteren wird der Stoffwechsel angekurbelt und somit der Jo-Jo-Effekt verhindert.

Die hCG Diät wurde in den früheren 50ern, von dem aus England stammenden Arzt Dr. Albert Simeons entwickelt und publiziert, nachzulesen sind seine Annahmen und Theorien in seinem Buch „Pounds and Inches", in dem er Beobachtungen über den Gewichtsverlust und Übergewicht thematisiert. Die Idee beruht auf Dr. Simeons Beobachtungen von schwangeren Frauen in Entwicklungs- bzw. Schwellenländern, welche trotz extremer Mangel- sowie Fehlernährung und niedriger Kalorienaufnahme, dennoch wohl genährte Babys zur Welt brachten und parallel leistungsfähig waren. Bei seinen eigenen Patienten beobachtete er außerdem eine stärkere Abnahme von Körperfett bei einer extremen Kalorienrestriktion mit zusätzlicher Einnahme von dem humanen Choriongonadotropin. Ziel soll es also sein, Depotfett und nicht Muskelmasse zu verlieren sowie den Stoffwechsel anzukurbeln. Abseits der Grundannahme war eine weitere Vermutung von ihm, dass Übergewicht auch durch fehlerhafte Gehirnvorgänge im Hypothalamus begünstigt wird, das wiederum hat eine abnormale Fetteinlagerung zur Folge. Laut seinen Aussagen soll das hCG auch hier ansetzen und auf hormonelle Abläufe im Gehirn Einfluss nehmen. Infolgedessen geht der Körper anders mit der Fettspeicherung um und der Stoffwechsel soll angekurbelt werden. Er folgerte des Weiteren, dass das hCG Hormon für die Mobilisierung der körpereigenen Fettreserven und einen Energieschub verantwortlich ist. Das hCG führt zu einer schnellen Sättigung sowie einer Neuprogrammierung des Soll Gewichts im Gehirn.

Bei der hCG Diät wird Ihnen das **Schwangerschaftshormon hCG** (humanes Choriongonadotropin) verabreicht/injiziert. Infolgedessen wird dem Körper, eine Schwangerschaft suggeriert. Um den Fötus trotz einer Versorgungslücke bzw. einem Kaloriendefizit zu versorgen, werden die kalorienreichen körpereigenen Fettzellen aufgespalten und dem Baby, als Nahrung zur Verfügung gestellt. Bei dieser Diät wird damit geworben, dass man in sehr kurzer Zeit, sehr viel Fett verliert. Ihr Körper wird darauf getrimmt, die Muskeln für den eigenen Organismus zu behalten. Das hCG Hormon soll des

Weiteren eine dämpfende Wirkung auf den Appetit haben, sowie Hautstrukturen und das Schlafverhalten positiv beeinflussen.

Was genau ist das hCG Hormon?

hCG ist ein Eiweiß bzw. Peptidhormon, das bei schwangeren Frauen in dem Mutterkuchen (Placenta) gebildet wird und für das Fortbestehen der Schwangerschaft verantwortlich ist. Bei dem Mann wird es in den Hoden produziert sowie in der Hirnanhangdrüse. Die Menge beträgt bei Männern und Frauen durchschnittlich etwa 5 IU/ Liter. Ist die Frau schwanger, so erhöhen sich die Werte in den ersten 3 - 4 Wochen auf bis zu 400 IU/ Liter.

In der Medizin wird hCG verwendet, um Frauen bei Unfruchtbarkeit zu helfen. Bei Männern wird es verwendet, um einer Atrophie entgegenzuwirken. Missbräuchlich wird es außerdem im Kraftsport verwendet um somit, die durch anabole Steroide verursachten Hoden-Schrumpfungen zu verhindern. Jungen mit nicht herabgestiegenen Hoden werden ebenfalls mittels hCG behandelt.

Die Stoffwechselkur ohne medizinische Mittel, sondern mit Präparaten:

Recherchiert man über die hCG Diät so fällt auf, dass die Stoffwechselkur und die hCG Diät als synonym betrachtet werden. Fakt ist allerdings, dass die hCG Diät, die Dr. Siemon angepriesen hat, unter ärztlicher Beobachtung stattfand. Dabei wurde das Hormon den Patienten in reiner Form injiziert. Da es sich bei der Behandlung um ein stark potentes Hormon handelte, waren Nebenwirkungen nicht ausgeschlossen, weshalb die Hormontherapie nur unter ärztlicher Aufsicht in einem Krankenhaus durchgeführt werden konnte, was das ganze Betreiben sehr kostspielig machte. Die normale Stoffwechselkur hat den gleichen Ablauf und zielt auf dasselbe Prinzip einer hohen Kalorienrestriktion ab, allerdings ohne ärztliche Betreuung und anstelle des Medikaments werden Homöopathische Mittel eingesetzt, die weniger stark wirken, sondern die Eigenproduktion des Körpers sowie eine erhöhte Leptinproduktion zur Folge haben.

Wie werden die Präparate hergestellt und warum wirken sie trotzdem?

In der Homöopathie werden Hormone, Mineralien sowie anderen Ausgangsstoffe mittels eines speziellen Herstellungsverfahrens dynamisiert bzw. potenziert. Bei dieser Zubereitung werden die Produkte schrittweise verdünnt und verschüttet. Bei weiteren Potenzierungen verliert das eigentliche Produkt, in diesem Falle Hormon, zunehmend an Wirksamkeit und somit auch viele der Nebenwirkungen. Was übrig bleibt, ist ein energetischer Fingerabdruck, also eine Informationsessenz des Hormons im Wasser. Je höher die Potenzstufen der Präparate sind, desto niedriger ist die eigentliche Konzentration des reinen Hormones. Das hCG Präparat enthält also nicht mehr das Hormon, sondern lediglich dessen Informationsessenzen, was Nebenwirkungen ausschließt, allerdings zur ähnlichen Gewichtsabnahme führt wie mit dem Hormon.

Wieso radionische Leptintropfen zum Fettabbau?
Leptin ist ein körpereigenes Hormon, welches hauptsächlich in den Fettzellen hergestellt wird sowie in kleinen Teilen des Gehirns, und ist ein wichtiger Träger bei dem Stoffwechsel sowie beim Fettabbau. Das Leptin dockt im Gehirn an, und vermittelt diesem, dass genügend Nahrung zur Verfügung steht und das Fett nun zur Verbrennung bereitgestellt werden kann. Die Leptin Tropfen, sind ebenfalls radionisch hergestellt.

Die Phasen der hCG-Diät

Eine hCG Diät dauert bis zu 3-6 Wochen. Sie besteht aus verschiedenen Phasen. Allerdings wird das Hormon von Beginn an, also ab dem ersten Tag, durchgehend eingenommen. Ebenfalls soll während der Diät/Kur auf Nahrungsergänzungsmittel zurückgegriffen werden, um den Körper ausreichend mit Nährstoffen zu versorgen.

1. **Phase/Ladephase:** In den ersten 2 Tagen der Diät werden so viele Kalorien wie möglich aufgenommen. Diese sollten vorzugsweise aus Fetten wie Nüssen, fettem Fleisch/Fisch, Eiern und Ölen bestehen. Der Körper soll somit übersättigt werden und auf die **Kalorienrestriktion** vorbereitet werden. Dadurch, dass fettreiches Essen ebenfalls reich an Ballaststoffen ist wird der **Stoffwechsel angekurbelt.** Bis zu 4.000 kcal sollen gegessen werden. Zeitgleich werden die Nahrungsergänzungsmittel und das Medikament bzw. hCG Präparat eingenommen. Außerdem wird Ihrem Körper somit ein Überangebot suggeriert, was ihn dazu veranlasst, die eigenen Fettreserven freizusetzen und in der Diätphase nichts einzusparen. Es ist extrem wichtig, in den ersten zwei Tagen viel zu essen, da der Körper so den Umgang mit der Energiezufuhr lernt. Essen Sie allerdings zu wenig, so wird der Körper alles einsparen, um sich selbst in der Hungersnot am Leben zu halten. Das wiederum heißt, dass Sie in der Diätphase weniger Gewicht verlieren oder sogar Muskeln abbauen.
2. **hCG - Diätphase/Kur:** Nach dem Schlemmen in den ersten beiden Tagen wird die Kalorienrestriktion vorgenommen. Diese Phase dauert 3 Wochen (21 Tage). In dieser Zeit dürfen Sie täglich nicht mehr als 500 bis 800 kcal einnehmen. Somit soll ein effektiver Fettabbau erzielt werden, denn der Körper lernt seine eigenen Fettreserven als Energielieferant zu verwenden. Für einen effektiven Fettabbau ist es extrem wichtig, besonders in dieser Phase die Kalorienzufuhr zwischen 500 bis 800 kcal zu lassen. Wichtig hierbei ist es, dass Sie die Kalorien auf 2 bis 3 Mahlzeiten aufteilen und diese täglich zu festen Zeiten einplanen.

3. **Phase/Stabilisierungsphase:** Auch diese Phase dauert weitere 21 Tage. Während dieser Zeit steigern Sie die Kalorienaufnahme täglich etwas. 1.000 bis 1.200 kcal dürfen nun täglich gegessen werden. Allerdings sollte weiterhin auf Zucker und Kohlenhydrate verzichtet werden. Der Körper soll sich langsam herantasten und nicht wieder mit Kalorien und Zucker überschwemmt werden, da es sonst zu einer vermehrten Gewichtszunahme in Form von Fetteinlagerung kommt. Tägliches Wiegen, nach Entleerung der Blase, ist fester Bestandteil der Stabilisierungsphase. Sollte es bei Ihnen zu Gewichtsab- bzw. -zunahmen kommen, so wird sofort ein Diät-Tag eingelegt bzw. die Kalorienzufuhr etwas hochgeschraubt, um das Gewicht konstant zu halten.

Warum langsames Herantasten wichtig ist: Erlebt der Körper eine längere Hungerperiode und bekommt dann wieder viele Kalorien und Zucker, werden alle Kalorien sofort als Depotfett eingespeichert, um somit für die nächste Hungersnot vorbereitet zu sein. Des Weiteren fährt der Körper den Stoffwechsel herunter, weil er alles einsparen möchte, er ist also im Minimalbetrieb.

Ziel der Stabilisierungsphase ist eine längerfristige Ernährungsumstellung und eine Normalisierung des Stoffwechsels, um das Gewicht zu halten, jedoch den Organismus nicht andauernd unter Stress zu setzen. Die hCG Präparate werden ab dem Beginn der Stabilisierungsphase nicht mehr eingenommen, die Nahrungsergänzungsmittel jedoch weiterhin.

Wieso 3 Wochen? Die Diätphase beträgt 3 Wochen, weil der Stoffwechsel eine gewisse Zeit braucht, um sich anzupassen und von Kohlenhydratverbrennung, bei einer Ernährung mit sehr viel Stärke und Zucker, auf Fettverbrennung umzustellen. Die Diätphase kann ebenfalls verlängert werden um weitere 21 Tage, also folgt nach der Diätphase direkt im Anschluss eine zweite, danach sollte jedoch die Stabilisierungsphase folgen.

Nachdem die Stabilisierungsphase abgeschlossen ist, sollte man 3 Wochen pausieren, ehe eine erneute Diät bzw. Stoffwechselkur gestartet wird.

4. **Phase/Austestungsphase bzw. Erhaltungsphase:** Im Grunde genommen kann diese als eine Art Erweiterung der Stabilisierungsphase gesehen werden. In dieser Phase isst man jedoch, anstelle von lediglich 1.200 bis 1.500 kcal, wieder normal und kann somit erkennen, ob der Körper sich eingependelt hat und man währenddessen wieder zunimmt oder das Gewicht hält. In dieser Phase geht es nicht mehr darum, Gewicht zu verlieren. Dennoch sollten Sie beachten, dass eine langfristige Ernährungsumstellung unumgänglich ist.

Welche Nahrungsergänzungsmittel bei der HCG Diät eingenommen werden sollten

Durch eine starke kalorienreduzierte Ernährung, kommt der Körper in einen Vitamin- und Mineralstoffmangel. Um Mangelerscheinungen und den Folgen vorzubeugen, empfiehlt es sich Nahrungsergänzungen einzunehmen. Mineral- und Vitalstoffe sind notwendig, um normale Funktionen des Körpers zu gewährleisten.

Diese Nahrungsergänzungsmittel empfehle ich Ihnen während der Stoffwechselkur:

- **Methylsulfonylmethan (MSM)** ist eine Schwefelverbindung, die für Stoffwechselprozesse nötig ist, außerdem wird die Entgiftung des Organismus unterstützt. Schwefel ist wichtiger Bestandteil des Zellbausteins und trägt zur Erhaltung des Bindegewebes sowie der Haut, Haare und Nägel bei.
- **Omega 3 Fettsäure Kapseln:** Omega 3 Fettsäuren tragen zu einem gesunden Herz-Kreislauf-System bei, sie sind essenziell und an vielen wichtigen Prozessen des Körpers beteiligt. Sie helfen dem Körper bei der Bildung von Abwehrzellen. Der Körper kann Omega 3 Fette nicht selbst herstellen, weshalb es wichtig ist, den Bedarf über die Nahrung bzw. Nahrungsergänzungsmittel zu decken.
- **Oligomere Proanthocyanidine – Traubenkernextrakt (OPC):** Durch Einnahme von OPC wird die Blutzirkulation verbessert, sowie der Alterungsprozess der Zellen verlangsamt. Bessere Gedächtnisleistung sowie eine antioxidative Wirkung sind ebenfalls positive Effekte. Außerdem soll es den Stoffwechsel ankurbeln.
- **hCG Globuli Kapseln:** Bei den hCG Globuli Kapseln handelt es sich um homöopathische Arzneimittel-Kügelchen, welche die Informationsessenzen des humanen Chloriongonadotropin (hCG) beinhalten. Diese Präparate sollen den Stoffwechsel zusätzlich anregen. In den Kapseln befindet sich Gonadotropin C30 (die Informationsessenz des wirklichen Sexualhormons hCG). Die hCG Kapseln bewirken:
    - Verhinderung des Absackens des Blutzuckers
    - ist ein Appetitzügler / verhindert Heißhungerattacken
    - wirkt stimmungsaufhellend / euphorisierend
    - Elastizität der Haut wird gefördert

Nehmen Sie Globuli Kapseln immer in einem gewissen Abstand zu anderen Medikamenten ein. **30 Minuten vor der Einnahme bzw. nach der Einnahme nichts mehr essen.** Die Kapseln einige Minuten im Mund lassen, nicht direkt schlucken.

- **Glucomannan (Konjak Mannan):** Ist ein löslicher Ballaststoff, der aus der Konjakwurzel gewonnen wird. Er bindet Wasser im Körper, außerdem soll er eine unfassbare Quellfähigkeit haben: Bis zu 50-fache Wassermenge des eigenen Körpergewichts soll er binden können. Außerdem soll er den Cholesterinspiegel und die Blutfette senken, die Darmflora wird außerdem gefördert und die Verdauung reguliert. Des Weiteren wird das Immunsystem gestärkt und der Insulinresistenz wird vorgebeugt.

Ebenfalls sollte hier darauf geachtet werden, dass Glucomannan jeweils **vor** den Mahlzeiten eingenommen werden sollte. 30 Minuten vor der Mahlzeit gelten als Regelung, 300 bis 500 Milliliter stilles Wasser empfiehlt sich dabei am besten. So kann das Glucomannan am besten aufquirlen. Außerdem hemmt es den Appetit, sodass Sie bei der Mahlzeit weniger Hunger haben. 3 Gramm pro Tag werden für die optimale Wirkung vorgeschlagen, sodass man diese am besten auf die Mahlzeiten aufteilen kann.

Jedoch sollte schrittweise die Dosis auf 3 g pro Tag erhöht werden, da sich der Körper erst einmal daran gewöhnen muss. Ernsthafte Nebenwirkungen sind darüber hinaus nicht bekannt. Möglicherweise kann es während der Einnahme zu Blähungen, Durchfall oder Übelkeit kommen.

- **Multivitaminkomplexpräparat**: Hierbei ist es wichtig, dass die wichtigsten Vitamine abgedeckt sind. Es empfiehlt sich daher ein Präparat, dass Vitamine B, C, D, E, K 1 sowie Folsäure, Niacin, Biotin, Calcium, Kalium, Magnesium, Chrom, Eisen, Phosphor, Zink, Kupfer, Jod und Selen enthält. Der Vitamin Komplex von **Ratiopharm bietet sich dabei an.**

Verzehrempfehlung und Dosierung

- OPC: täglich 1 x Kapsel
- MSM: täglich 2 x 1 Kapsel
- Omega 3 Kapsel: 2 x 2 Kapsel während der Mahlzeiten

Dieselben Verzehrempfehlungen gelten ebenfalls in der Stabilisierungsphase, in dieser sollte man von den Omega 3 Fischölkapseln 1 x 2 Kapseln einnehmen.

Regeln der Diätphase:

Welche Regeln sollten Sie unbedingt befolgen?

- Kaloriendefizit von 500 - 800 kcal muss eingehalten werden
- Kalorienmenge täglich auf 2 - 3 Mahlzeiten aufteilen
- Mahlzeiten zu festen Zeitpunkten einnehmen
- Fette/Öle **strikt verboten**
- Kohlenhydrate bzw. Stärkehaltige Lebensmittel wie Nudeln, Kartoffeln, Reis, Süßigkeiten, süße Getränke etc. sind **strikt verboten**
- **Alkohol ist strengstens verboten**

- Täglich mindestens 2 Liter **stilles** Wasser trinken, schwarzer Kaffee ohne Milch sowie ungesüßter Tee sind erlaubt

Was dürfen Sie essen?

Die 500-800 Kalorien setzen sich dabei aus magerem Fleisch sowie Gemüse zusammen. Eiweißreiche Lebensmittel mit niedrigem Fett sowie Zuckergehalt sollen gegessen werden. Ebenso wichtig ist das Trinkverhalten, mindestens 2 Liter Flüssigkeit sollten Sie täglich trinken. Idealerweise Wasser und ungesüßten Tee.

Achtung: Ebenso sollte auf Obst verzichtet werden, da es reich an Fruktose ist.

Liste mit allen erlaubten Lebensmitteln

Fleisch (Eiweiß), mager:

- mageres Hähnchenfleisch, Putensteak, Tatar, Kalbfleisch, Putenbrust, Schweineschnitzel, Roastbeef, Filet, Steak (ohne Fettrand).

Fisch und Meeresfrüchte:

- Scampi, Garnelen, Thunfisch, Barsch, Kabeljau, Seezunge, Flunder, Dorade, Hecht, Heilbutt, Muscheln, Tintenfischringe, Krabben und Hummer.

Vegetarische/Vegane Eiweißalternative:

- Harzer, Roller, Seitan und Weizeneiweiß, Sojajoghurt, Magerquark, Sojamilch light, Tofu, Hüttenkäse bzw. Körniger Frischkäse (Magerstufe), entrahmte Milch (genau schauen wegen des Milchzuckers), Hühnerei, Hühnereiklar, Lopino aus Lupineneiweiß.
- **Gemüse:** Gemüse stellt die Hauptnahrungsquelle während der Diätphase dar. Aufgrund des geringen Fett- sowie Kohlenhydratanteils und der niedrigen Kalorien kann man sich trotz der 500-800 kcal Grenze am Tag sattessen.
- Brokkoli, Blumenkohl, Chicorée, Rucola, Eisbergsalat, Chinakohl, Spargel, Bambussprossen, Weißkohl, Rotkohl, Wirsing, Fenchel, Frühlingszwiebeln/Zwiebeln, Kopfsalat, Paprika, Porree und Lauch, Radieschen, Mangold, Rosenkohl, Salatgurke, Tomaten, Sauerkraut, Spinat (kein Rahmspinat aufgrund des hohen Fettgehaltes), Stangensellerie, Zucchini.
- **Gewürze:**
- Himalaya Salz, Pfeffer, Senfpulver, Knoblauch (nicht graniert), Basilikum, Thymian, Petersilie, Majoran.
- **Dressing Alternativen:**
- Essig, Apfelessig, Dijon Senf, fettfreie Gemüsebrühe, Ingwer sowie Meerrettich, Soja Sauce, Sambal Olek, Tabasco, Wasabi.
- **Zum Süßen:** Zitronensaft, Zimt, Stevia.

Getränke:

- Wasser ohne Zusatz von Kohlensäure

- Kaffee schwarz
- ungesüßter Tee (schwarz, grün, Matetee, Kräutertee).

Obst (nur in absoluten Notfällen):

- saure Äpfel
- Orangen
- Grapefruits
- Brombeeren
- Erdbeeren
- Granatäpfel
- Heidelbeeren
- Johannisbeeren
- Kirschen
- Nektarinen
- Mangos
- keine Bananen, Ananas, Weintrauben.

Die angegebenen Obstsorten haben eine niedrige glykämische Last. Dennoch sollte versucht werden, die täglichen Kalorien über die Gemüsesorten zu decken.

Probleme mit Verstopfungen? Aufgrund der niedrigen Kalorienmenge werden alle Kalorien fast vollständig verwertet, somit ist es völlig normal, dass Sie während der Diätphase nur alle drei bis vier Tage Stuhlgang haben. Bleibt dieser jedoch völlig aus, so empfehlen sich indische Flohsamenschalen, diese haben einen wohltuenden Effekt auf den Darm. Des Weiteren dürfen Sie kleine Mengen an schwarzem Kaffee trinken.

Kalorien-Tracking: Wie funktioniert es?

Was sind Kalorien eigentlich, wieso sollte man tracken? Für alle Abläufe im Körper benötigt der Körper Energie, diese bezieht er aus Kalorien. Die Kalorien setzen sich aus den Mikro-Makronährstoffen Eiweiß, Kohlenhydrate und Fett zusammen. Wobei hierbei wichtig ist, dass Fett eine Kaloriendichte von 9 kcal hat, Kohlenhydrate und Eiweiß haben jeweils 4 kcal. Am Tagesende zählt also die Gesamtaufnahme des Tages.

Jeder Mensch hat einen individuellen Kalorienbedarf, dieser setzt sich aus Ihrem Grundumsatz, also den Kalorien, die Sie sowieso brauchen, um alle Vorgänge des Körpers gewährleisten zu können, sowie den Leistungsumsatz, der sich aus unseren zusätzlichen Tätigkeiten über den Tag zusammensetzt. Diese zwei Komponenten sind extrem wichtig, denn sie bestimmen über das Ab- und Zunehmen. Wenn Sie genauso viele Kalorien verbrauchen, wie Sie aufnehmen, dann halten Sie Ihr Gewicht.

Beim Tracking ist es enorm wichtig, dass Sie die Kalorien und Makronährstoffe richtig zählen. Die Verteilung der Mikro-Makronährstoffe beeinflusst auf entscheidende Art, ob wir Ziele oder sportliche Hürden schaffen oder nicht. Jedoch ist es mit einfachem Kalorienzählen nicht getan, es gibt eine Reihe von Aufgabenstellungen, die zu beachten sind, um davon zu profitieren.

- Kalorienverbrauch richtig ermitteln
- Kalorien und Makronährstoffe richtig lernen zu zählen
- Nicht übertreiben: Nicht jede Kalorie ist eine Kalorie

Die eigenen Kalorien zu zählen, ergibt nur mit einer genauen Zielsetzung Sinn.

Außerdem entscheidet sich der persönliche Kalorienverbrauch nach individuellen Gesichtspunkten:

- Gewicht
- Größe
- Gesundheitszustand
- Geschlecht
- Alltagsaktivitäten
- Alter
- Bewegung in der Freizeit
- Häufigkeit und Art der sportlichen Aktivitäten

Eine schlanke Frau mit 60kg hat selbstverständlich einen weitaus geringeren Kalorienbedarf als ein 95kg schwerer Mann, der zum Großteil aus Muskeln besteht. Eine 55kg Frau kann allerdings ungefähr denselben Kalorienverbrauch haben wie eine 70kg Frau, die abnimmt.

Die wichtigsten Parameter sind

- Alter
- Größe
- Gewicht

Der Kalorienbedarf ist viel höher bzw. niedriger als viele denken

Geht man davon aus, dass der tägliche Kalorienbedarf dem Durchschnitt entspricht, so ist das schon der erste große Fehler. Wenn man seinen eigenen Kalorienbedarf überschätzt, das kommt häufig vor, wenn man weitere Komponenten wie den Leistungsumsatz hinzurechnet, isst man häufig mehr. Das Gegenteil: Wenn man zu wenig isst, schaltet man automatisch in den Hungerstoffwechsel und verbraucht noch weniger Kalorien.

Underreporting:

Einer der weiteren häufigsten Fehler sind die vermeintlichen Kleinigkeiten, die sich über den Tag zusammensetzen. Rechnet man diese zusammen über die Woche, ergeben sich mehrere hundert Kalorien, die man in der Kalorienbilanz nicht mit einberechnet. Daher ist es wichtig, dass Sie nach jeder Mahlzeit genau notieren, was sie gegessen haben.

Gekochte Lebensmittel und ungekochte Lebensmittel

Die Waage sollte immer Ihr treuer Begleiter sein. Nicht die Waage im Badezimmer, sondern die Küchenwaage. Das Essen sollte schon vor dem Kochen abgewogen werden, denn durch die Aufnahme von Wasser ändert sich das Gewicht deutlich. **Als Beispiel:** In 100g Nudeln sind 350 kcal, gekocht sind in 100g Nudeln jeweils nur noch 150 kcal. Das Gewicht der Nahrungsmittel verdreifacht sich, sodass Sie die ursprüngliche Nahrungsmenge gar nicht mehr essen.

Art der Zubereitung

Es sollte nicht nur das mit einberechnet werden, was in dem Essen ist, sondern auch das, was an dem Essen dran ist. Zubereitungsweisen mit Öl, Butter oder bei Salat Dressings sollten ebenfalls strikt dokumentiert werden.

Die 21 Tage Diät - Anleitung

Während dieser 21 Tage dauernden Diätphase soll der Gewichtsverlust im Vordergrund stehen. Halten Sie sich unbedingt an die **maximale Kalorienzahl von 500-800/Tag** und stellen Sie Ihren Ernährungsplan anhand der nachfolgenden Rezepte um. Die Rezepte haben wir in Frühstück, Mittagessen und Abendessen gegliedert – sie können aber beliebig untereinander getauscht werden.

Die hCG-Globuli, die während dieser Phase eingenommen werden, öffnen die Fettdepots und unterstützen somit den Abnehm-Effekt. Die Globuli sind rezeptfrei in Ihrer Apotheke oder übers Internet erhältlich. 15-30 Minuten vor jeder Mahlzeit werden 5-10 (je nach Dosierungsanleitung) unter die Zunge gelegt, damit sie zergehen.

Um Mangelerscheinungen vorzubeugen ist es wichtig, den Körper während dieser 3 Wochen mit den nötigen Vitalstoffen zu versorgen. Achten Sie hier auf eine hohe Qualität der ausgewählten Produkte und auf eine sinnvolle Zusammenstellung aus Vitaminen, Aminosäuren, Antioxidantien, Enzyme, Spurenelementen und essenziellen Omega 3- Fettsäuren. Nehmen Sie die Kapseln genau nach den Angaben in der Packungsbeilage ein.

63 hCG-Rezepte für die 21 Tage Diät

Hier finden Sie leckere hCG-Rezepte für Ihre 21-Tage-Diät. Alle Rezepte sind konzipiert **für jeweils eine Person** und überschreiten Ihre tägliche, erlaubte Kalorienanzahl nicht.

An jedem der 21 Tage warten ein leckeres Frühstück, köstliches Mittagessen und eine leichte Abendmahlzeit auf Sie!

Guten Appetit!

Tag 1

Frühstück: Gurken-Smoothie

Zutaten:

- 1 Limette
- 1 Zweig Dill
- ½ Salatgurke
- ½ TL Olivenöl
- 50g Naturjoghurt (fettarm)
- 200ml Dickmilch

Zubereitung:
Schritt 1: Salatgurke entkernen, schälen und würfeln. Anschließend die Limette pressen.
Schritt 2: Die Gurke anschließend mit dem Dill sowie 3 TL Limettensaft und ½ TL Olivenöl pürieren. Dann werden die 200ml Dickmilch stückweise untergerührt, am Schluss den Naturjoghurt unterrühren.

Nährwerte:

Kohlenhydrate: 15g	**Eiweiß:** 10g	**Fett:** 11g

Gesamtkalorien: 200 kcal
Schwierigkeitsgrad: Leicht
Zubereitungsdauer: 5 Minuten

Mittagessen: Putensalat

Zutaten:

- 100g Puten- oder Hähnchenbrustfilet
- 100g grünen Kopfsalat
- 100g frische Gartengurke
- 1 EL Saft einer unbehandelten Zitrone
- 5 mittelgroße Radieschen
- 5 Cherry-Datteltomaten
- 1 EL Zitronensaft
- Pfeffer
- Prise Salz

Zubereitung:
Schritt 1: Waschen Sie zunächst einmal den Kopfsalat und zupfen Sie diesen in kleine Stückchen. Schneiden Sie die Radieschen in dünne Scheiben und vierteln Sie die Datteltomaten. Vermischen Sie alles die Salatzutaten gut miteinander.

Schneiden Sie dann das Fleisch in kleine mundgerechte Happen und braten Sie es saftig-zart an.
Schritt 2: Im zweiten Schritt geht es nun an die Dressing-Zubereitung: Pürieren Sie hierfür mit einem Stabmixer die Gurke und schmecken Sie das Dressing mit Pfeffer und einer Prise Salz ab. Verteilen Sie dieses Dressing über die Salatzutaten und richten Sie das Fleisch mit an.

Nährwerte:

Kohlenhydrate:13,8g	**Eiweiß:** 29,4g	**Fett:** 2,8g

Gesamtkalorien: 205 kcal
Schwierigkeitsgrad: Leicht
Zubereitungsdauer: 15 - 20 Minuten

Abendessen: Gefüllte Paprika

Zutaten:

- 2 Paprika
- 100g Hüttenkäse (Magerstufe)
- 50g Radieschen
- 1 Portion Gartenkresse
- Salz und Pfeffer

Zubereitung:
Schritt 1: Schneiden Sie zunächst einmal den Paprikadeckel ab. Entfernen Sie nun mithilfe eines Löffels die Kerne sorgfältig, aber vorsichtig aus dem Paprikainneren. Die Gemüsehüllen für eine Viertelstunde im 180° C heißen Ofen gar werden lassen.
Schritt 2: Die Radieschen klein reiben und zusammen mit dem Hüttenkäse in eine Schüssel geben. Anschließend nach Belieben würzen und mit der Kresse dekorieren.
Schritt 3: Die Creme aus der Schüssel in die Paprika füllen.

Nährwerte:

Kohlenhydrate:21,6g	**Eiweiß:** 18,3g	**Fett:** 2,7g

Gesamtkalorien: 208 kcal
Schwierigkeitsgrad: Mittel
Zubereitungsdauer: 20 – 25 Minuten

Tag 2

<u>Frühstück:</u> Heidelbeerquark

Zutaten:

- 125g Heidelbeeren/Erdbeeren tiefgefroren
- 200g Magerquark
- 15g Eiweißpulver
- etwas Süßungsmittel

Zubereitung:
<u>Schritt 1:</u> Die Beeren ca. 15 - 20 Minuten auftauen lassen, falls nicht tiefgefroren in ein Sieb geben und leicht abwaschen.
<u>Schritt 2:</u> Die Beeren mit dem Quark und dem Eiweißpulver mit einem Stabmixer pürieren. Etwas süßen.

Nährwerte:

Kohlenhydrate: 16g	**Eiweiß:** 37,7g	**Fett:** 0,6g

Gesamtkalorien: 232 kcal
Schwierigkeitsgrad: Leicht
Zubereitung: 5 Minuten

<u>Mittagessen:</u> Obatzter mit Frischkäse: Ideal für Unterwegs

Zutaten:

- 3 mittelgroße Gewürzgurken
- 4 große Radieschen
- 100g Kräuterquark, fettarm
- Kresse und Schnittlauch
- Paprika, Salz und Pfeffer
- 2 Scheiben Roggen-Knäckebrot

Zubereitung:
<u>Schritt 1:</u> Radieschen und Gurken kleinschneiden. Würzen, die Kräuter hinzugeben und den Kräuterquark unterrühren.
<u>Schritt 2:</u> Knäckebrot mit dem Quark bestreichen.

Nährwerte:

Kohlenhydrate:38,9g	**Eiweiß:** 19,7 g	**Fett:** 1,35g

Gesamtkalorien: 245 kcal
Schwierigkeitsgrad: Leicht
Zubereitungszeit: 10 Minuten

<u>Abendessen:</u> Putenbrust auf Wok Gemüse

Zutaten:

- 70g Putenbrust
- 100g Brokkoli, auch tiefgefroren
- 1 gelbe Paprika
- 40g Zwiebeln
- 1 Stück Ingwer (klein)
- 1 Knoblauchzehe
- 5 EL Sojasauce
- Salz und Pfeffer

Zubereitung:
<u>Schritt 1:</u> Die Brokkoliröschen abschneiden und für drei Minuten in kochendem Wasser garen. Schneiden Sie danach die Paprika in dünne Streifchen. Anschließend die Putenbrust in mundgerechte Stücke zerteilen.
<u>Schritt 2:</u> Die Gewürze in einer Pfanne anrösten, das Fleisch kurz scharf darin anbraten und das Ganze mit der Sojasauce aufgießen.
<u>Schritt 3:</u> Brokkoli zum Schluss hinzugeben und würzen.

Nährwerte:

Kohlenhydrate: 19,4g	**Eiweiß:** 24,9g	**Fett:** 1,7g

Gesamtkalorien: 214 kcal
Schwierigkeitsgrad: Mittel
Zubereitungszeit: 20 Minuten

Tag 3

<u>Frühstück:</u> Karotten-Quark

Zutaten:

- 1 Karotte
- 150g Magerquark
- 50g griechischer Joghurt (Magerstufe)
- 1 TL Zitronensaft
- ¼ Ingwer Pulver
- 10 Nüsse

Zubereitung:
<u>Schritt 1:</u> Karotte fein raspeln. Anschließend Magerquark mit griechischem Joghurt und den Karottenraspeln in eine Schüssel geben und umrühren.
<u>Schritt 2:</u> Zitronensaft und Ingwerpulver unterheben.

Nährwerte:

Kohlenhydrate: 14g	**Eiweiß:** 24g	**Fett:** 3g

Gesamtkalorien: 180 kcal
Schwierigkeit: Leicht
Zubereitungszeit: 5 Minuten

Mittagessen: Bohnensalat mit Schafskäse und Walnüssen
Zutaten:

- 100g grüne Bohnen
- 5 Walnüsse
- 30g Feta light
- Sojasauce
- Salz und Pfeffer

Zubereitung:
Schritt 1: Bohnen mit Nüssen in eine Schüssel geben und Feta über die Bohnen zerbröseln.
Schritt 2: Mit Pfeffer, Salz und Sojasauce nach Belieben abschmecken.

Nährwerte:

Kohlenhydrate:5,2g	**Eiweiß:** 11,5g	**Fett:** 20,2g

Gesamtkalorien: 252 kcal
Schwierigkeitsgrad: Leicht
Zubereitungszeit: 5 - 10 Minuten

Abendessen: Huhn mit Ingwer-Orangen Soße

Zutaten:

- 120g Hähnchengeschnetzeltes
- 1 Orange
- ½ Rote Paprika
- 1 kleines Stück frischer Ingwer
- 1 Frühlingszwiebel
- Salz und Pfeffer

Zubereitung:
Schritt 1: Ingwer klein hacken und mit Knoblauch sowie Orangensaft in einer Pfanne erhitzen. Frühlingszwiebeln klein schneiden. Wenn die Sauce köchelt, dass Geschnetzelte hinzugeben und rund fünf Minuten köcheln lassen.
Schritt 2: Die Frühlingszwiebeln zum Schluss darüber geben und würzen.

Nährwerte:

Kohlenhydrate:19,1g	**Eiweiß:** 30,3g	**Fett:** 1,8g

Gesamtkalorien: 229 kcal
Schwierigkeitsgrad: Mittel
Zubereitungszeit: 10 Minuten

Tag 4

Frühstück: Knäckebrot mit geräuchertem Lachs

Zutaten:

- 2 Scheiben Knäckebrot
- 60g geräucherter Lachs
- 40g Frischkäse (Magerstufe)
- frischer Dill (wenig)

Zubereitung:
Schritt 1: Knäckebrot mit Frischkäse bestreichen, anschließend den Lachs auflegen. Ebenfalls etwas Dill zum Schluss hinaufgeben.

Nährwerte:

Kohlenhydrate:15,9g	**Eiweiß:** 18,5g	**Fett:** 8,9g

Gesamtkalorien: 199 kcal
Schwierigkeitsgrad: Leicht
Zubereitungszeit: 2 - 3 Minuten

Mittagessen: Thunfischfrikadellen

Zutaten:

- 1 Dose Thunfischfilet im eigenen Saft
- 1 Eiklar
- 20g Magerquark
- 1 Frühlingszwiebel
- 1 Scheibe Zwiebel
- Salz, Pfeffer

Zubereitung:
Schritt 1: Eiweiß in Schüssel steif schlagen, parallel Thunfisch abtropfen lassen.
Schritt 2: Zwiebel klein hacken und mit Thunfisch und Gewürzen vermischen sowie Eischnee darunterheben.

Schritt 3: Anschließend aus dem Teig die Frikadellen formen und anbraten, ohne Fett/Butter bzw. Öl.

Nährwerte:

Kohlenhydrate:2,4g	**Eiweiß:** 49,8g	**Fett:** 1,6g

Gesamtkalorien: 224 kcal
Schwierigkeitsgrad: Mittel
Zubereitungszeit: 15 Minuten

Abendessen: Gemüsepuffer

Zutaten:

- 4 Eiklar
- 500g Kaisergemüse
- Salz und Pfeffer

Zubereitung:
Schritt 1: Zunächst den Ofen mit 180°C, am besten bei Ober- und Unterhitze vorheizen. Das Kaisergemüse währenddessen schon einmal auftauen lassen und anschließend pürieren und würzen. 1 Eiklar der Gemüsemasse unterrühren. Die anderen 3 Eiklar steif schlagen.
Schritt 2: Eischnee unter die Gemüsemasse heben. Gemüsepuffer formen, auf einem Blech verteilen und rund fünfzehn Minuten lang backen, bis sie schön knusprig und goldbraun sind.

Nährwerte:

Kohlenhydrate:17,4g	**Eiweiß:** 24,7g	**Fett:** 1g

Gesamtkalorien: 189 kcal
Schwierigkeitsgrad: Mittel
Zubereitungsdauer: 5 Minuten

Tag 5

Frühstück: Himbeerquark

Zutaten:

- 150g tiefgefrorene/frische Himbeeren
- 15g Whey Eiweißpulver
- 150g Magerquark

Zubereitung:
<u>Schritt 1:</u> Tiefgekühlte Himbeeren auftauen lassen. Anschließend in den Magerquark einpürieren und mit dem Proteinpulver vermischen.

Nährwerte:

Kohlenhydrate:18,4g	**Eiweiß:** 33g	**Fett:** 1g

Gesamtkalorien: 242 kcal
Schwierigkeitsgrad: Leicht
Zubereitungszeit 3 Minuten

<u>Mittagessen:</u> Kichererbsensalat mit Thunfisch

Zutaten:

- 100g Kichererbsen
- 100g Thunfischfilet im eigenen Saft
- ½ Frühlingszwiebel
- Sojasauce
- 1 EL Leinsamen
- Salz und Pfeffer

Zubereitung:
<u>Schritt 1:</u> Thunfisch und Kichererbsen abtropfen lassen, anschließend in eine Schüssel geben. Halbe Zwiebel klein schneiden.
<u>Schritt 2:</u> Alles mit Sojasauce und Gewürzen sowie den Leinsamen vermischen.

Nährwerte:

Kohlenhydrate:17,6g	**Eiweiß:** 33,3g	**Fett:** 4,3g

Gesamtkalorien: 217 kcal
Schwierigkeitsgrad: Leicht
Zubereitungszeit: 5 Minuten

<u>Abendessen:</u> Grüner Spargel mit Lachs

Zutaten:

- 100g Lachsfilet
- 1 Zitrone
- 200g frischen grünen Spargel
- 1 TL Butter
- 250g Cocktailtomaten
- Pfeffer, Salz

Zubereitung:
Schritt 1: Die holzigen Enden des Spargels großzügig abschneiden und schälen. Die Butter erhitzen und den Spargel mit 50ml Wasser darin aufköcheln lassen. Anschließend würzen und die Pfanne abdecken.
Schritt 2: Beträufeln Sie dann den Lachs mit Zitronensaft und würzen Sie ihn noch mit Pfeffer und einer Prise Salz. Legen Sie dann das Fischfilet zusammen mit dem Spargel in eine beschichtete Pfanne. Das Lachsfilet auf den Spargel tun und wieder abdecken für ca. 10 Minuten.
Schritt 3: Cocktailtomaten ebenfalls in die Pfanne geben für 2 Minuten, da sie sonst matschig werden.

Nährwerte:

Kohlenhydrate: 14g	**Eiweiß:** 24,6g	**Fett:** 6,6g

Gesamtkalorien: 231 kcal
Schwierigkeitsgrad: Mittel
Zubereitungsdauer: 30 Minuten

Tag 6

Frühstück: Proteinquarkbällchen

Zutaten:

- 140g Quark
- 40g Mandelmehl
- 2 Eier
- 40g Whey Proteinpulver
- 1 Packung Backpulver
- ½ TL Flüssigsoße
- wenig Vanillearoma
- Öl
- wenig Süßstoff

Zubereitung:
Schritt 1: Die Zutaten miteinander vermischen bis eine Art Teigmasse entsteht und daraus kleine Bällchen mit rund 2 cm Durchmesser formen.
Schritt 2: Erhitzen Sie das Öl in einer Pfanne und geben Sie anschließend die Protein-Quarkbällchen hinein. Idealerweise hat die Pfanne einen 3-5 cm hohen Rand, da die Bällchen aufgehen.
Schritt 3: Anschließend die gebräunten Bällchen auf ein Küchentuch geben und abtropfen lassen. Etwas Süßstoff hinzugeben bzw. abschmecken.

Nährwerte:

Kohlenhydrate:6,1g	**Eiweiß:** 41g	**Fett:** 10g

Gesamtkalorien: 275 kcal
Schwierigkeitsgrad: Mittel
Zubereitungszeit: 10 - 20 Minuten

Mittagessen: Vegetarische Bolognese mit Pilzen
Zutaten:

- 100g vegetarisches Hack
- ½ Zwiebel
- 125g Slendier Konjak-Spaghetti
- 1 Knoblauchzehe
- 50g Steinpilze
- 150g Champignons
- 100g Dosentomaten
- 1 TL Gemüsebrühe
- Thymian, Pfeffer, Salz, Oregano

Zubereitung:
Schritt 1: Knoblauchzehe und Zwiebel sowie Champignons und Pilze klein schneiden bzw. fein hacken. Anschließend in einer beschichteten Pfanne das vegetarische Hack mit dem klein geschnittenen Gemüse anbraten.
Schritt 2: Die Dosentomaten sowie Gemüsebrühe hinzugeben, verrühren und köcheln lassen. Anschließend würzen. Die Konjaknudeln gut mit kaltem Wasser spülen und in der Pfanne mitköcheln lassen.

Nährwerte:

Kohlenhydrate: 12g	**Eiweiß:** 31g	**Fett:** 9g

Gesamtkalorien: 258 kcal
Schwierigkeitsgrad: Mittel
Zubereitungszeit: 15 - 20 Minuten

Abendessen: Grüne Salat Rollen, gefüllt

Zutaten:

- 2 große Blätter Eisbergsalat
- 100g magerer Schinken
- ¼ rote Paprika
- frische Kräuter
- 1 Stange Frühlingszwiebel
- 2 EL frische Kräuter
- Salz und Pfeffer

Zubereitung:
Schritt 1: Paprika waschen und klein schneiden, ebenso die Zwiebel. Den Salat trocknen und waschen und mit dem Kräuterjoghurt beschmieren. 1 - 2 Scheiben Schinken auf die Blätter legen und mit Zwiebeln und Paprika garnieren.
Schritt 2: Mit Druck die Salatblätter zusammenrollen und mit einem Zahnstocher fixieren.
Für das Kräuterdressing: Joghurt mit den Kräutern vermischen und anschließend würzen.

Nährwerte:

Kohlenhydrate:2,5g	Eiweiß: 14,5g	Fett: 3g

Gesamtkalorien: 97 kcal
Schwierigkeitsgrad: Leicht
Zubereitungszeit: 5 Minuten

Tag 7

Frühstück: Pfannkuchen mit Himbeere

Zutaten:
- 5 Eiklar
- 10g Flohsamenschalen
- 1 Prise Zimt
- etwas Stevia
- 100g gefrorene Himbeeren
- 15g Proteinpulver Whey

Zubereitung:
Schritt 1: Eiklar zuerst aufschlagen und gemeinsam mit dem Zimt sowie Stevia verrühren. Die Masse in eine beschichtete Pfanne leeren und mit den Flohsamen bestreuen. Garen lassen bei niedriger Flamme.
Schritt 2: Proteinpulver mit Wasser vermischen (ca. 300ml), dann die Himbeeren mit Wasser vermengen und pürieren. Am Ende beides zu einer cremigen Sauce verrühren.

Nährwerte:

Kohlenhydrate: 8g	Eiweiß: 32g	Fett: 2g

Gesamtkalorien: 178 kcal
Schwierigkeitsgrad: Mittel
Zubereitungszeit: 15 Minuten

Mittagessen: Grüner Spargel mit Tatar und buntem Salat

Zutaten:

- 100g Tatar
- 500g Spargel
- 1 Zwiebel
- Feldsalat (1 Handvoll)
- 4 Cocktailtomaten
- ¼ Gurke
- 1 kleine Knoblauchzehe
- 5 Blätter Basilikum
- 3 EL frischer Schnittlauch
- 1 TL Essig
- Steinsalz/ Himalaja Salz, schwarzer Pfeffer

Zubereitung:
Schritt 1: Braten Sie zunächst einmal das Tatar in einer beschichteten Pfanne gut an. Zeitgleich das Salzwasser in einem Topf aufsetzen und den Spargel darin kurz kochen, bis er bissfest ist. Waschen Sie anschließend die Zutaten für den Salat gründlich ab und schneiden Sie alles schön klein und mundgerecht. Alles anrichten, mit Basilikum bestreuen und würzen. Am Ende mit Essig beträufeln.

Nährwerte:

Kohlenhydrate: 26g	**Eiweiß:** 29g	**Fett:** 9g

Gesamtkalorien: 266 kcal
Schwierigkeitsgrad: Mittel
Zubereitungszeit: 15 Minuten

Abendessen: Marinierter Thunfisch

Zutaten:

- 150g Thunfisch
- 1 kleine Chilischote
- 1 rote Zwiebel
- 30g Kapern
- 1 EL Balsamico Essig
- 100g Cherrytomaten
- 1 Stiel Oregano
- Salz, Pfeffer
- Paprika rosenscharf

Zubereitung:
Schritt 1: Schälen und schneiden Sie die Küchenzwiebel und stellen Sie diese zunächst einmal auf die Seite. Chilischote fein hacken, mit dem Paprikapulver vermischen und den Thunfisch für eine Stunde im Kühlschrank darin ziehen lassen.
Schritt 2: Die Kapern zuerst abtropfen und dann grob hacken sowie die Tomaten klein schneiden. Alles außer dem Thunfisch in einer Schüssel zusammen mit dem Essig vermischen und ausreichend würzen.
Schritt 3: Oregano waschen und trocknen, Blätter abziehen und anschließend in die Schüssel unterrühren.

Nährwerte:

Kohlenhydrate: 11g	Eiweiß: 39g	Fett: 3g

Gesamtkalorien: 233 kcal
Schwierigkeitsgrad: Leicht
Zubereitungszeit: 30 Minuten, mit dem Ziehenlassen 1 Std. 30 Minuten

Tag 8

Frühstück: Omelette nach Asiatischer Art

Zutaten:

- 2 Eiklar
- 1 Eigelb
- 50-70g Garnelen
- 1 Frühlingszwiebel
- 1 EL Sojasauce
- Sambal Oelek
- 50g Mungobohnensprossen

Zubereitung:
Schritt 1: Eiweiß und das Eigelb miteinander vermengen und Sojasauce hinzugeben. Anschließend die Garnelen mit kaltem Wasser abspülen und klein schneiden.
Schritt 2: Die Mungobohnensprossen und die fein in Ringe geschnittenen Frühlingszwiebel zur Eimasse geben. Je nach Geschmack Sambal Oelek hinzugeben. Braten Sie gleichzeitig die Garnelen fettfrei in einer Pfanne kräftig an und geben Sie sie anschließend ebenfalls in die Eimasse.
Schritt 3: Eimasse ebenfalls in der beschichteten Pfanne aufstocken lassen und anschließend in kleine Streifen schneiden. Mit etwas Sojasauce beträufeln.

Nährwerte:

Kohlenhydrate:5,4g	Eiweiß: 23,6g	Fett: 7,4g

Gesamtkalorien: 189 kcal
Schwierigkeitsgrad: Mittel
Zubereitungsdauer: 15 Minuten

Mittagessen: Hecht gegrillt

Zutaten:

- 200g frischer Hecht
- 1 Zitrone
- 150g Roma Salat
- 100g Cherrytomaten
- 1 Zweig Thymian
- Salz und Pfeffer

Zubereitung:
Schritt 1: Hecht abwaschen und abtupfen, anschließend auf ein Stück Alufolie geben. Pressen Sie dann eine Hälfte der Zitronen aus und schneiden Sie die andere Hälfte in schöne Scheiben. Den Fisch mit den Zitronenscheiben und Thymian füllen.
Schritt 2: Den Fisch anschließend pfeffern, salzen und den Zitronensaft auf den Fisch träufeln. Anschließend den Fisch in Alufolie einwickeln und für 15 Minuten bei 200°C im Backofen gar werden lassen. Die Cherrytomaten und den Salat klein schneiden und zusammen vermengen, mit einem fettarmen Dressing.

Nährwerte:

Kohlenhydrate: 5g	Eiweiß: 40g	Fett: 2g

Gesamtkalorien: 202 kcal
Schwierigkeit: Mittel
Zubereitungsdauer: 30 – 45 Minuten

Abendessen: Roastbeef auf Bohnen

Zutaten:

- 150g Roastbeef
- 100g grüne Bohnen
- 1 kleine rote Zwiebel
- wenig Bohnenkraut
- 150ml Gemüsebrühe
- ½ Balsamico

- ½ Apfelessig
- Salz und Pfeffer

Zubereitung:
Schritt 1: Die grünen Bohnen waschen, die Enden abschneiden und diese dann zusammen mit der Gemüsebrühe in einen Topf oder eine Pfanne geben. Kochen Sie die Bohnen bis sie bissfest sind. 4 EL Gemüsebrühe, Apfelessig mit Balsamico und Bohnenkraut sowie Salz und Pfeffer vermischen, um das Dressing zu machen.
Schritt 2: Das Dressing auf die Bohnen geben und vermischen. Parallel das Roastbeef in einer Pfanne braten und die Zwiebel in dünne Scheiben schneiden.
Schritt 3: Das Roastbeef gemeinsam mit den Zwiebeln und den Bohnen anrichten.

Nährwerte:

Kohlenhydrate:18,1g	**Eiweiß:** 38,2g	**Fett:** 8,2g

Gesamtkalorien: 314 kcal
Schwierigkeitsgrad: Leicht
Zubereitungszeit: 15 Minuten

Tag 9

Frühstück: Thunfisch-Tomatensalat

Zutaten:
- 3 Strauchtomaten
- 10g Pinienkerne
- 1 EL Balsamico
- 1 Dose Thunfisch

Zubereitung:
Schritt 1: Waschen Sie die Strauchtomaten und schneiden Sie diese scheibenweise. Die Petersilie ebenfalls fein hacken. Den Thunfisch abgießen, anschließend mit der Petersilie und dem Balsamico vermengen.
Schritt 2: Die Tomaten am Rand eines Tellers anrichten, den Thunfisch in die Mitte und über die Tomaten. Anschließend Pinienkerne über alles streuen.

Nährwerte:

Kohlenhydrate:10,4g	Eiweiß: 46,7g	Fett: 7,8g

Gesamtkalorien: 304 kcal
Schwierigkeitsgrad: Leicht
Zubereitungsdauer: 10 Minuten

Mittagessen: Low Carb Muffins

Zutaten:

- 25g Quinoa
- 1 kleine längliche Paprika
- 30g Parmesan
- 100g Mozzarella
- Salz und Pfeffer

Zubereitung:
Quinoa Kochen: Die Quinoa wird in einem Verhältnis von 3:1 mit Wasser gekocht. Das Wasser wird fast vollständig von der Quinoa aufgenommen, so werden aus 25g Quinoa mit ca. 75ml Wasser 100g gekochte Quinoa Samen.
Die Quinoa zusammen mit ca. 500ml Wasser in einem Kochtopf kochen.
Schritt 1: Die Muffin-Backform mit Backpapier auslegen. Heizen Sie anschließend Ihren Backofen auf 200°Cvor (im Idealfall Umluft).
Schritt 2: Die Quinoa Samen kochen und anschließend in eine Schüssel geben. Schneiden Sie die Paprika längs nach in Scheiben und mischen Sie sie in einer Schüssel mit dem Mozzarella und dem Parmesan.
Schritt 3: Die Masse in die Form gießen und 15-20 Minuten goldbraun backen.

Nährwerte:

Kohlenhydrate: 4g	**Eiweiß:** 6,5g	**Fett:** 6g

Gesamtkalorien: 95 kcal
Schwierigkeitsgrad: Mittel
Zubereitungsdauer: 30 – 35 Minuten

Abendessen: Quark und Fleisch = Fleischpflanzerl

Zutaten:

- 100g fettarmes Rinderhackfleisch
- 2 kleine Zwiebeln
- 50g Magerquark
- 1 Knoblauchzehe
- 1 Salatgurke
- Dill und Schnittlauch
- Salz und Pfeffer

Zubereitung:
<u>Schritt 1:</u> Knoblauchzehe sowie Zwiebel fein hacken. Das Rinderhackfleisch mit allem mischen und würzen. Anschließend aus der Masse die Fleischpflanzerl formen und in eine Pfanne hineingeben. Beide Seiten für gute zwei Minuten anbraten.
<u>Schritt 2:</u> Für den Quark: Gurken kleinschneiden und mit den Zwiebeln sowie den Kräutern in den Quark mischen. Würzen Sie zum Schluss alles noch ganz nach Ihrem Geschmack.
<u>Schritt 3:</u> Salatblätter auf dem Teller mit Quark und Fleisch anrichten.

Nährwerte:

Kohlenhydrate:10,5g	Eiweiß: 29,1g	Fett: 12,7g

Gesamtkalorien: 276 kcal
Schwierigkeitsgrad: Mittel
Zubereitungszeit: 15 Minuten

Tag 10

<u>Frühstück:</u> Thunfisch-Salat

Zutaten:

- 1 Dose Thunfisch (natur)
- 5 Snacktomaten
- 10g Zwiebeln
- 1 Romana Salatherz
- Pfeffer, Salz

Zubereitung:
<u>Schritt 1:</u> Das Gemüse abwaschen und die Zwiebel schälen und ¼ davon in kleine Stücke schneiden. Die Tomaten sowie das Romana Salatherz ebenfalls klein schneiden.
<u>Schritt 2:</u> Richten Sie dann den Salat an und geben Sie die Thunfischstückchen darüber. Am Ende alles würzen. Optional: Alles miteinander vermengen.

Nährwerte:

Kohlenhydrate:2,8g	Eiweiß: 35,8g	Fett: 1,1g

Gesamtkalorien: 164 kcal
Schwierigkeitsgrad: Leicht
Zubereitungsdauer: 5 Minuten

Mittagessen: Rindfleischsalat, mariniert

Zutaten:

- 100g zartes Rindfleisch
- 100g Cocktailtomaten
- 1 mittelgroße Zwiebel
- 100g Rucola
- 1 kleines Stück Gurke
- 1 EL Zitronensaft
- 1 EL Apfelessig
- 1 EL Gemüsebrühe
- Salz und Pfeffer

Zubereitung:
Schritt 1: Das Fleisch für 3 Stunden in der Gemüsebrühe mit einem EL Zitronensaft einlegen, salzen und pfeffern. Schneiden Sie dann die Cocktailtomaten und die Zwiebel in kleine Stücke und geben Sie diese in eine Salatschüssel.
Schritt 2: Rucola waschen, anschließend Rindfleisch in einer beschichteten Pfanne für ca. 3 Minuten anbraten. Für das Salatdressing den übriggebliebenen Fond vom Rindfleisch mit Gemüsebrühe aufkochen. Den Essig dazu mischen und das Dressing über den Salat träufeln.

Nährwerte:

Kohlenhydrate:17,1g	Eiweiß: 26g	Fett: 3,9g

Gesamtkalorien: 261 kcal
Schwierigkeitsgrad: Mittel
Zubereitungszeit: 20 Minuten

Abendessen: Low Carb Pizza

Zutaten:

- 200g Hüttenkäse
- 25g gemahlene Mandeln
- 120g geriebener Käse
- 1 Paprika
- 3 Eier
- 6 Cherrytomaten
- ½ Packung Mozzarella Kugeln
- Salz und Pfeffer

Zubereitung:
Schritt 1: Heizen Sie den Backofen im Idealfall auf 200°C Umluft vor und stellen Sie ein Backblech bereit. Parallel die Cherrytomaten und die Paprika zuerst abwaschen und anschließend klein schneiden. Die Mozzarella Kugeln ebenfalls halbieren.
Schritt 2: Vermischen Sie alles in einer Schüssel ordentlich miteinander und würzen Sie nach Ihrem persönlichen Geschmack. Die Masse anschließend auf dem Backblech verteilen und für ca. 20 Minuten backen.
Schritt 3: Die Pizza mit den Tomaten und dem Käse belegen und erneut für 10 Minuten backen.

Nährwerte:

Kohlenhydrate: 5g	Eiweiß: 19g	Fett: 14g

Gesamtkalorien: 206 kcal
Schwierigkeitsgrad: Leicht
Zubereitungsdauer: 25 – 30 Minuten (mit Backen)

Tag 11

Frühstück: Pizza Bites aus Blumenkohl

Zutaten für 8 Bites:

- ½ Blumenkohl
- 30g Parmesan
- 1 Eiklar
- 30g Hüttenkäse
- eine Prise Knoblauchpulver
- Oregano und Basilikum

Zubereitung:
Schritt 1: Backofen auf 220°C vorheizen und das Muffinblech etwas mit Fett beschmieren, somit sind die Muffins später leichter lösbar. Anschließend den Blumenkohl klein schneiden und mithilfe eines Küchengerätes oder auch mit den bloßen Händen zu reiskorngroß zerbröseln.
Schritt 2: Geben Sie den zerkleinerten Blumenkohl zusammen mit zwei bis drei Esslöffeln Wasser in eine Schüssel und erhitzen Sie diese in der Mikrowelle. Vermengen Sie dann den Hüttenkäse mit dem Parmesan und dem Eiklar und würzen Sie alles nach Ihrem eigenen Geschmack. Geben Sie alles noch für weitere zwei Minuten in die Mikrowelle.
Schritt 3: Die Masse nun auf der Muffinform verteilen, zur Not nachhelfen und von oben etwas fester drücken. Anschließend die Muffinform für eine halbe Stunde im Backofen goldbraun backen. Die Muffins erst herausnehmen, wenn diese abgekühlt sind.

Nährwerte:

Kohlenhydrate:0,5g	Eiweiß: 2g	**Fett:** 1,2g

Gesamtkalorien: 140 kcal
Schwierigkeitsgrad: Mittel
Zubereitungsdauer: 20 – 35 Minuten (zzgl. Backen)

Mittagessen: Low Carb Hühnersuppe

Zutaten:

- 400g Hühnerbrustfilet
- 1 Bund Suppengrün
- 1 EL Hühnerbrühe
- 1 Zwiebel
- Konjak- Nudeln
- 2 L Wasser

Zubereitung:
Schritt 1: Wasser in einem Kochtopf aufsetzen und die Hühnerbrühe hinein rühren. Parallel das Hähnchenfleisch abwaschen und ebenfalls in das kochende Wasser geben.
Schritt 2: Sellerie und Möhren abwaschen und schälen. Anschließend die Petersilie hacken und den Porree vom Strumpf befreien, dann klein schneiden. Gleichzeitig die Küchenzwiebel in feine Ringe schneiden.
Schritt 3: Suppengrün und Zwiebel in die Suppe geben und für eine halbe Stunde bei niedriger Temperatur köcheln lassen. Das Hähnchenfleisch aus dem Topf herausnehmen und mittels einer Gabel zerpflücken oder in einem Handrührgerät zerkleinern und anschließend wieder in den Topf geben.

Nährwerte:

Kohlenhydrate:5,3g	Eiweiß: 23g	Fett: 2,3g

Gesamtkalorien: 130 kcal
Schwierigkeitsgrad: Mittel
Zubereitungsdauer: 15 Minuten

Abendessen: Veganes Chili con Carne

Zutaten:

- 100g Soja Granulat
- 250g Kidney-Bohnen (1 Dose)
- 1 Dose stückige Tomaten / 1 Dose passierte Tomaten
- 140g Mais abgetropft (1 Dose)

- 1 große Möhre
- 1 EL Gemüsebrühe
- 1 mittelgroße Zwiebel
- 1 EL Öl
- eine halbe rote Paprika
- Salz und Pfeffer sowie Kreuzkümmel und Basilikum

Zubereitung:
Schritt 1: Das Sojagranulat quellen lassen ebenso die Gemüsebrühe. Anschließend die Paprika, Zwiebel und Möhre würfeln und mit einem EL Öl in einer Pfanne anbraten.
Schritt 2: Das gequollene Soja Granulat ebenfalls in die Pfanne hinzugeben. Die Kidney Bohnen und den Mais abtropfen lassen und abwaschen. Die Pfanne dann mit beiden Tomatensorten ablöschen. Die Kidney Bohnen und den Mais ebenfalls in die Pfanne hinzugeben.
Schritt 3: Das Chili con Carne würzen und weitere 15 Minuten lang bei niedriger Temperatur köcheln lassen.

Nährwerte:

Kohlenhydrate: 40g	Eiweiß: 28,9g	Fett: 8,5g

Gesamtkalorien: 387 kcal
Schwierigkeitsgrad: Mittel
Zubereitungsdauer: 35 - 40 Minuten

Tag 12

Frühstück: Kaiserschmarrn mit Blaubeeren

Zutaten:
- 6 Eiklar
- 100g Blaubeeren
- 40g Proteinpulver Whey
- 1 TL Zimt

Zubereitung:
Schritt 1: Eiklar steif schlagen, anschließend das Proteinpulver mit der Prise Zimt zu dem Eischnee hinzugeben. Alles vermischen und die Masse dann in einer beschichteten Pfanne anbraten und garen lassen.
Schritt 2: Mit zwei Gabeln den Schmarrn in Stücke reißen und im Anschluss, die Blaubeeren über den Kaiserschmarrn verteilen.

Nährwerte:

Kohlenhydrate: 8g	**Eiweiß:** 54g	**Fett:** 4g

Gesamtkalorien: 283 kcal
Schwierigkeitsgrad: Mittel
Zubereitungszeit: 15 Minuten

<u>Mittagessen:</u> Fisch gefüllt mit Feta und Spinat

Zutaten:

- 50g Fisch Filet ihrer Wahl
- 225g Spinat
- 100g Feta Käse
- 8 große Champignons

Zubereitung:
<u>Schritt 1:</u> Backofen auf 175°C Umluft vorheizen, den Fisch mit kaltem Wasser abspülen und würzen. Den Fisch in zwei große flache Scheiben teilen.
<u>Schritt 2:</u> Die großen Pilze gut waschen und in so dünne Scheiben wie möglich schneiden. Den Spinat abwaschen und fein hacken. Alternativ den tiefgefrorenen Spinat auftauen lassen.
<u>Schritt 3:</u> Den Fetakäse, den Spinat und die Champignonscheiben zwischen die beiden Filets legen. Anschließend die Filets in Alufolie wickeln, wobei es wichtig ist, dass der ganze Fisch bedeckt ist. Für ca. 25 Minuten im Ofen gar werden lassen.

Nährwerte:

Kohlenhydrate:3,6g	Eiweiß: 24,5g	Fett: 2,2g

Gesamtkalorien: 131 kcal
Schwierigkeitsgrad: Leicht
Zubereitungsdauer: 30 – 35 Minuten (zzgl. Backen)

<u>Abendessen:</u> Couscous Salat mit Krabben

Zutaten:

- 100g Couscous
- 100g Krabben
- 1 TL Butter
- 1 kleine Paprika
- 1 kleine Zwiebel
- 1 TL Sambal Olek

Zubereitung:
<u>Schritt 1:</u> Den Couscous aufkochen lassen und ein Stück Butter unterrühren, anschließend abkühlen lassen. Paprika und Zwiebel kleinwürfelig schneiden.

Schritt 2: In einer Schüssel alles verrühren und mit Sambal Olek abschmecken.
Schritt 3: Die Krabben entweder anbraten lassen in einer beschichteten Pfanne, oder einfach abtropfen und abwaschen und in den Salat unterrühren.

Nährwerte:

Kohlenhydrate:25,8g	Eiweiß: 18,4g	Fett: 10g

Gesamtkalorien: 210 kcal
Schwierigkeitsgrad: Leicht
Zubereitungsdauer: 15 Minuten

Tag 13

Frühstück: Veganes Rührei

Zutaten:

- 300g Naturtofu
- 1 Zwiebel
- 100g Soja Joghurt, ungesüßt
- 1 TL Kurkuma
- Schnittlauch
- wenig Öl
- 1TL Namak-Salz-Pfeffer

Zubereitung:
Schritt 1: Beschichtete Pfanne mit Öl erhitzen, die Zwiebel klein schneiden und andünsten lassen. Den zerbröselten Tofu dazugeben. 5 Minuten ständig rühren und Salz sowie die Kurkuma hinzufügen.
Schritt 2: Die Hitze reduzieren und am Ende den Soja Joghurt unterrühren.
Nährwerte:

Kohlenhydrate:2,6g	Eiweiß: 11,4g	Fett: 10,3g

Gesamtkalorien: 178 kcal
Schwierigkeitsgrad: Leicht
Zubereitungsdauer: 10 Minuten

Mittagessen: Rucola Hack Kugeln mit Mozzarella

Zutaten:

- 100g leichtes Rinderhack
- 1 Handvoll Rucola
- 1 mittelgroßes Ei

- 2 kleine Schalotten
- 20ml Olivenöl zum Anbraten
- 65g Mozzarella (½)
- Salz und Pfeffer

Zubereitung:
Schritt 1: Hackfleisch in eine Schüssel geben, den Rucola abwaschen und klein schneiden. Schalotten in die Schüssel hinzugeben. Das Ei ebenfalls dazu geben und kräftig würzen. Zum Schluss den Rucola hinzufügen und alles kräftig vermengen.
Schritt 2: Mozzarella abtropfen lassen und extrem klein schneiden, aus der Hack-Mischung Bällchen formen diese wieder platt drücken ein Mozzarella Stück in die Mitte geben und wieder eine Kugel formen.
Schritt 3: Erhitzen Sie nun in einer beschichteten Pfanne das Olivenöl und heizen Sie gleichzeitig den Backofen auf 180°C vor. Braten Sie die Hackfleischbällchen kurz an und legen Sie diese anschließend auf ein Backblech oder in eine Gratinform.
Schritt 4: Die Auflaufform mit den Bällchen für eine Viertelstunde backen.

Nährwerte:

Kohlenhydrate:0,7g	Eiweiß: 12g	Fett: 5g

Gesamtkalorien: 278 kcal
Schwierigkeitsgrad: Mittel
Zubereitungsdauer: 20 – 25 Minuten (zzgl. Backen)

Abendessen: Pita Fladen

Zutaten:

- 60g Kokosmehl
- 40ml Kokosöl
- 2 EL Flohsamenschalenmehl
- 1 TL **stärkefreies Backpulver**
- Salz und Majoran
- 250ml heißes Wasser

Zubereitung:
Schritt 1: Das Kokosöl, Backpulver sowie Kokosmehl und die Flohsamenschalen sowie heißes Wasser miteinander vermengen. Teig anschließend in 3 Teile teilen und Pitas daraus formen.
Schritt 2: Erhitzen Sie dann das Kokosöl in einer Pfanne und braten Sie Ihre geformten Pitas goldbraun an. Am Ende können die Pitas mit Sauerrahm bestrichen werden und mit Tomaten, Gurken, Feta und Zwiebeln sowie Salat belegt werden.

Nährwerte:

Kohlenhydrate: 4g	Eiweiß: 3g	Fett 17g

Gesamtkalorien: 205 kcal
Schwierigkeitsgrad: Mittel
Zubereitungsdauer: 20 – 25 Minuten

Tag 14

<u>Frühstück:</u> Salat mit Gurken und Nüssen

Zutaten für 4 Portionen:

- 75g Erdnüsse
- 2 Gurken
- 2 Knoblauchzehen
- 1 Chilischote
- 1 rote Zwiebel
- 1 Bund Koriander
- 5 EL Weißweinessig
- 2 EL Olivenöl
- 5 EL Wasser
- Salz und Pfeffer

Zubereitung:
Schritt 1: Schneiden Sie zuerst einmal die beiden Gurken der Länge nach auf und schaben Sie vorsichtig die Kerne heraus. Schneiden Sie die ausgehöhlten Gurkenhälften danach in kleine Halbmonde. Die Knoblauchzehen zerhacken.
Schritt 2: Knoblauchzehen und Nüsse in einer Pfanne anrösten, parallel die Zwiebeln schälen, halbieren und feine Scheiben schneiden.
Schritt 3: Chilischote und Koriander hacken. Alles vermischen, anschließend mit 5 EL Wasser, dem Weißweinessig und dem Olivenöl vermischen sowie mit den Gewürzen verfeinern. Einige Minuten ziehen lassen.

Nährwerte für 1 Portion:

Kohlenhydrate: 6g	Eiweiß: 7g	Fett: 12g

Gesamtkalorien: 193 kcal
Schwierigkeitsgrad: Mittel
Zubereitungsdauer: 20 Minuten

<u>**Mittagessen:**</u> Gemüsesuppe

Zutaten:

- 100g Hähnchenkasseler
- 100g Knollensellerie
- 50g Petersilienwurzel
- 100g Lauch
- 80g Karotten
- 1 TL Butter
- 400ml Gemüsebrühe
- 1 Lorbeerblatt

Zubereitung:
<u>Schritt 1:</u> Waschen und schälen Sie das komplette Gemüse und schneiden Sie es in feine Stückchen. Braten Sie alles, bis auf den Lauch, kurz in einer Pfanne mit ein wenig Butter an.
<u>Schritt 2:</u> Kasseler würfeln und ebenfalls in dem Topf mit anbraten. Anschließend Lorbeerblatt und Brühe hinzugeben und für 15 Minuten kochen. Am Schluss den Lauch zur Suppe geben und noch für ein paar Minuten mitköcheln lassen.

Nährwerte:

Kohlenhydrate: 15g	Eiweiß: 27,9g	Fett 11g

Gesamtkalorien: 297 kcal
Schwierigkeit: Leicht
Zubereitungsdauer: 30 Minuten

<u>**Abendessen:**</u> Focaccia mit Tomaten

Zubereitung für 10 Portionen:

- 3 Eier
- 30g Kichererbsenmehl
- 30g Butter
- 20g Flohsamenschalen
- 2 EL Mineralwasser
- 1 TL Backpulver
- 150g Tomaten
- 2 TL italienische Kräuter
- Salz

Zubereitung:
Schritt 1: Eine Form für eine Quiche mit Backpapier auslegen, anschließend den Ofen auf 180°C aufheizen. Eiweiß vom Ei trennen und steif schlagen. Verrühren Sie das Eigelb mit dem Mineralwasser, ein wenig Butter sowie einer Prise Salz. Anschließend Kichererbsen, Flohsamenschalen und Backpulver vermengen.
Schritt 2: Die Hälfte von dem Eischnee unterrühren und den Rest unterheben. Anschließend den Teig in die Quicheform leeren und glattstreichen. Tomaten darüber geben, die Kräuter und etwas Meersalz hinüber streuen. Anschließend für 35-40 Minuten backen. Anschließend in 10 Stücke schneiden.

Nährwerte:

Kohlenhydrate: 3g	Eiweiß: 3g	Fett: 4g

Gesamtkalorien: 165 kcal
Schwierigkeitsgrad: etwas kompliziert
Zubereitungsdauer: ca. 50 Minuten

Tag 15

Frühstück: Räuchersuppe mit Lachs und Sellerie

Zutaten für 1 Portion:
- 30g Räucherlachs
- 20g Zwiebel
- 150g Knollensellerie
- 50ml Kochsahne, 7% Fett
- 250ml Gemüsebrühe
- 1 TL Butter
- 1 TL Zitronensaft
- 3g Dill
- Salz und Pfeffer

Zubereitung:
Schritt 1: Schälen Sie den Knollensellerie und würfeln Sie ihn. Schwitzen Sie anschließend die Selleriewürfel mit ein wenig Butter in einer Pfanne an und gießen Sie danach die Brühe darüber. Lassen Sie alles rund fünfzehn Minuten lang vor sich hin köcheln. Pürieren Sie danach die Suppe mithilfe eines Stabmixers und geben Sie den Zitronensaft hinzu. Gießen Sie zum Schluss noch die Kochsahne hinein und würzen Sie alles nach Ihrem Geschmack.
Schritt 2: Dill hacken und den Fisch in Streifen schneiden, über die Suppe streuen.

Nährwerte:

Kohlenhydrate:7,7g	Eiweiß: 10,5g	Fett: 23,8g

Gesamtkalorien: 300 kcal
Schwierigkeitsgrad: Mittel
Zubereitungsdauer: 30 Minuten

Mittagessen: Heidelbeeren mit Quark in Auflaufform

Zutaten für 3 Portionen:

- 2 Eier
- 200ml Milch (fettarm)
- 500g Speisequark
- 100g Heidelbeeren
- Süßstoff 3 EL
- 1 Packung zuckerfreies Puddingpulver
- etwas Zitronenabrieb

Zubereitung:
Schritt 1: Den Backofen auf 150°C aufheizen. Rühren Sie dann in einer Schüssel die Eier mit dem Süßstoff schaumig. Anschließend auch die Milch, das Puddingpulver und den Quark miteinander verrühren. Den Abrieb einer Zitrone unterrühren.
Schritt 2: Die Heidelbeeren waschen, abtropfen lassen und ebenfalls unterrühren. Teig in die Auflaufform geben und 60 Minuten in dem Ofen backen.

Nährwerte für 1 Portion:

Kohlenhydrate: 13g	Eiweiß: 28g	Fett: 13g

Gesamtkalorien: 290 kcal
Schwierigkeitsgrad: Mittel
Zubereitungsdauer: 70 Minuten

Abendessen: Veggie-Kohlrouladen

Zutaten für 4 Portionen:

- ¼ Weißkohl
- 1 gelbe Paprika
- 40g Quinoa
- 2 Tomaten
- 1 Knoblauchzehe
- 1 Zwiebel
- 10g Butter

- Salz, Pfeffer, Curry, Kurkuma und schwarzes Salz

Zubereitung:
Schritt 1: Weißkohl von den Blättern befreien und vorsichtig waschen. Bringen Sie dann in einem Topf Salzwasser zum Kochen und geben Sie die Weißkohlblätter hinein. Blanchieren Sie den Kohl für rund 3 Minuten. 40g Quinoa in heißem Salzwasser aufquellen lassen, für ca. 10 Minuten.
Schritt 2: Die Paprika und die beiden Tomaten würfeln. Dünsten Sie anschließend in einer Pfanne den Knoblauch sowie die Zwiebel gut an und geben Sie die Quinoa hinzu. Alles vermengen und würzen.
Schritt 3: Die blanchierten Kohlblätter mittels eines Siebes abtropfen lassen, anschließend zu Rouladen verarbeiten. Am Schluss die Fülle auf die Kohlblätter geben und zu Päckchen falten. Mit Zahnstocher fixieren.
Schritt 4: Lassen Sie abschließend die Kohlrouladen in einer Pfanne von beiden Seiten kurz anschmelzen.

Nährwerte:

Kohlenhydrate: 7g	Eiweiß: 2g	Fett: 3g

Gesamtkalorien: 101 kcal
Schwierigkeitsgrad: Mittel
Zubereitungsdauer: 25 Minuten

Tag 16

Frühstück: Spinat Omelette

Zutaten:
- 2 mittelgroße Eier
- 1 kleine Zwiebel
- 1 Handvoll Blattspinat
- 3 Cherrytomaten
- 1 Schuss Milch (fettarm)
- Salz und Pfeffer

Zubereitung:
Schritt 1: Schneiden Sie die Küchenzwiebel fein und dünsten Sie diese kurz an. Spinat abwaschen, trockenschleudern und zur Zwiebel in die Pfanne geben. Braten Sie alles ordentlich an.
Schritt 2: Cherrytomaten abwaschen, halbieren und in die Pfanne geben. Schlagen Sie danach noch die Eier auf und verquirlen Sie diese mit einem Schuss Milch. Würzen Sie nach Ihrem Geschmack mit Pfeffer und Salz.

Nährwerte:

Kohlenhydrate: 5g	Eiweiß: 15g	Fett: 10,5g

Gesamtkalorien: 192 kcal
Schwierigkeitsgrad: Mittel
Zubereitungsdauer: 15 Minuten

Mittagessen: Minze-Feta-Melonen Salat

Zutaten:

- 180g Fetakäse light
- 800g Wassermelonen Fruchtfleisch
- Minzblätter (Handvoll)
- bunter Pfeffer

Zubereitung:
Schritt 1: Feta sowie die Wassermelone in kleine Würfel schneiden. Parallel die Minzblätter abwaschen, alles zusammen in einer Schüssel vermengen. Mit Pfeffer – am besten frisch gemahlen - abschmecken.

Nährwerte:

Kohlenhydrate: 25g	Eiweiß: 13g	Fett: 7g

Gesamtkalorien: 221 kcal
Schwierigkeitsgrad: Leicht
Zubereitungsdauer: 5-10 Minuten

Abendessen: Protein Crêpes

Zutaten:

- 120ml ungesüßte Mandelmilch
- 10g Kokosmehl
- 10g Proteinpulver Whey
- 6g Leinsamen
- 3g Flohsamenschalen
- 1 Ei

Zubereitung:
Schritt 1: Alle Zutaten mixen und andicken lassen. Anschließend die Protein Crêpes in einer beschichteten Pfanne hauchdünn ausbacken.

Nährwerte:

Kohlenhydrate:1,7g	Eiweiß: 8g	Fett: 4,1g

Gesamtkalorien: 176 kcal
Schwierigkeitsgrad: Leicht
Zubereitungszeit: 15 Minuten

Tag 17

Frühstück: Low Carb Eier Muffins

Zutaten:

- 2 mittelgroße Eier
- 25g magere Schinkenwürfel
- 1 kleine Zwiebel
- 30g geriebener Käse
- 3 Cocktailtomaten
- Pfeffer, Salz

Zubereitung:
Schritt 1: Backofen auf 180°C vorheizen, 6er Muffinform vorbereiten und Muffin-Förmchen hinzulegen.
Schritt 2: Tomaten abwaschen und vierteln, ebenfalls die geschälte Zwiebel klein würfeln. Die Eier mit den übrigen Zutaten gut verquirlen und würzen.
Schritt 3: Förmchen mit Eiermasse füllen und für eine Viertelstunde backen.

Nährwerte:

Kohlenhydrate:2,9g	Eiweiß: 17,8g	Fett: 19g

Gesamtkalorien: 297 kcal
Schwierigkeitsgrad: Leicht
Zubereitungsdauer: 25 Minuten

Mittagessen: Pizza mit Thunfischboden

Zutaten:

- 1 Dose Thunfisch (natur)
- 2 Eier
- halbe Dose stückige Tomaten
- 1 großer Champignon
- 1 Knoblauchzehe
- 50g geriebener Käse (Magerstufe)
- 3 EL Pizzagewürz
- Optional: Basilikum Blätter

Zubereitung:
Schritt 1: Heizen Sie Ihren Backofen auf 220 Grad Umluft vor und lassen Sie den Thunfisch gut abtropfen. Vermischen Sie dann den ganzen Thunfisch mit den Eiern.
Schritt 2: Auf einem Backblech die Thunfisch-Eiermasse kreisförmig ausbreiten und im Backofen goldbraun backen. Parallel den Pilz in Scheiben schneiden und Knoblauchzehe in kleine Stücke hacken. Pizzagewürz zusammen mit stückigen Tomaten und Knoblauch verrühren.
Schritt 3: Die selbstgemachte Tomatensauce auf dem Pizzaboden verteilen, Käse darüberstreuen und die Pilzscheiben drauflegen. Zum Schluss noch einige Minuten backen.

Nährwerte:

Kohlenhydrate:5,7g	Eiweiß: 34,4g	Fett: 10,4g

Gesamtkalorien: 255 kcal
Schwierigkeitsgrad: Leicht
Zubereitungsdauer: 25 Minuten

Abendessen: Low Carb Chips, selbstgemacht

Zutaten:

- 50g Streukäse (light)
- Rohschinken
- Paprikagewürz, Pfeffer

Zubereitung:
Schritt 1: Den Rohschinken mittels eines Messers würfeln, mit dem Streukäse vermengen. Backpapier auf Tellergröße zuschneiden. Auf dem Backpapier kleine Häufchen aus dem Schinken und dem Käse machen. Genügend Abstand einhalten, damit nicht die Häufchen miteinander vermischen.
Schritt 2: Würzen und für 2 Minuten bei 700 Watt in die Mikrowelle. Die Chips müssen leicht braun sein, wenn sie es nicht sind, dann immer für weitere 20 Sekunden.

Nährwerte:

Kohlenhydrate:1,5g	Eiweiß: 13g	Fett: 8g

Gesamtkalorien: 134 kcal
Schwierigkeitsgrad: Leicht
Zubereitungsdauer: 10 Minuten

Tag 18

<u>Frühstück:</u> Protein-Nuss Mix

Zutaten:

- 50g Eiweiß Whey Pulver
- 100ml Milch (fettarm)
- 2 Eier
- 80g Erdnussbutter
- 30g Nusskern Mischung
- 50g Mandelmehl, entölt
- Süßstoff

Zubereitung:
<u>Schritt 1:</u> Den Backofen auf 175 Grad vorheizen (Umluft). Die Eier mit dem Proteinpulver und 100ml Milch sowie den anderen Zutaten zusammen vermengen, bis ein Teig entsteht. Verteilen Sie danach den Teig auf ein mit Backpapier ausgelegtes Blech.
<u>Schritt 2:</u> Backen Sie alles zehn Minuten lang bei 175 Grad.

Nährwerte:

Kohlenhydrate:1,9g	Eiweiß: 11,4g	Fett: 7,8g

Gesamtkalorien: 157 kcal
Schwierigkeitsgrad: Leicht
Zubereitungsdauer: 20 Minuten

<u>Mittagessen:</u> Hausmannskost

Zutaten:

- 300g Sauerkraut aus der Dose, auf die Kohlenhydrate achten
- Schinken (Magerstufe)

Zubereitung:
<u>Schritt 1:</u> Den Kochschinken zerkleinern bzw. vierteln und mit dem Sauerkraut vermengen, anschließend in der Mikrowelle erwärmen.

Nährwerte:

Kohlenhydrate:2,4g	Eiweiß: 15,8g	Fett: 2,8g

Gesamtkalorien: 111 kcal
Schwierigkeitsgrad: Leicht
Zubereitungsdauer: 2-5 Minuten

<u>**Abendessen:**</u> Käse-Puten-Bouletten

Zutaten:

- 100g Magerquark
- 100g Putenhack
- 1 Ei
- 50g geriebener Käse (Magerstufe)
- 1 Knoblauchzehe
- 1 TL Currypaste
- 1 TL Paprikapulver
- eine halbe Zwiebel
- Salz und Pfeffer

Zubereitung:
<u>Schritt 1:</u> Bereiten Sie ein Backblech vor und heizen Sie den Backofen auf 180°C vor. Schälen Sie danach die Küchenzwiebel und würfeln Sie diese. Hacken Sie anschließend noch den Knoblauch und vermischen Sie alle Zutaten – bis auf das Putenhackfleisch – miteinander.
<u>Schritt 2:</u> Putenhack mit den Händen in die vorbereitete Masse geben und alles vermengen. Anschließend die gesamte Masse, zu kleinen Frikadellen formen.
<u>Schritt 3:</u> Frikadellen für eine Viertelstunde backen.

Nährwerte:

Kohlenhydrate:6,3g	Eiweiß: 48,5g	Fett: 17,2g

Gesamtkalorien: 375 kcal
Schwierigkeitsgrad: Mittel
Zubereitungszeit: 30 Minuten

Tag 19

<u>**Frühstück:**</u> Rucola Salat mit Meeresfrüchten

Zutaten:

- 150g King Prawns
- 150g Rucola Salat
- 1 Küchenwiebel
- 1 Strauchtomate
- eine halbe Paprika
- Balsamico Essig
- etwas Olivenöl
- Salz und Pfeffer

Zubereitung:
Schritt 1: In einer beschichteten Pfanne die Riesengarnelen kurz anbraten von beiden Seiten. Würfeln Sie dann die Paprika, die Strauchtomate und die Küchenzwiebel. Wenn die Garnelen angebraten sind, kurz herausnehmen, im übriggebliebenen Sud das Gemüse anbraten.
Schritt 2: Salat mit Balsamico Essig, Olivenöl sowie den Gewürzen abschmecken. Am Ende alles miteinander vermengen und auf einem Teller anrichten.

Nährwerte:

Kohlenhydrate: 5g	Eiweiß: 30g	Fett: 8g

Gesamtkalorien: 187 kcal
Schwierigkeitsgrad: Mittel
Zubereitungsdauer: 15 Minuten

Mittagessen: Knuspriges Knoblauch Hühnchen

Zutaten:

- 3g Knoblauch
- 30ml Olivenöl
- 10g geriebener Parmesan
- 15g trockene Semmelbrösel
- 100g Hühnerbrusthälften

Zubereitung:
Schritt 1: Heizen Sie den Backofen auf 220 Grad vor. Braten Sie dann den Knoblauch und die Küchenzwiebel gut an und vermischen Sie in einer Schüssel den Parmesan mit den Semmelbröseln.
Schritt 2: Hähnchenfleisch in den Topf mit den Knoblauchzehen und dem Öl geben und es darin wenden. Anschließend das Hähnchen mit der Semmelbrösel-Mischung und Parmesan panieren.
Schritt 3: Das Hähnchen in eine geeignete Form geben, anschließend im Ofen für 30 bis 35 Minuten backen lassen.

Nährwerte:

Kohlenhydrate:5,5g	Eiweiß: 30g	Fett: 16,8g

Gesamtkalorien: 229 kcal
Schwierigkeitsgrad: Leicht
Zubereitungsdauer: 45 Minuten

Abendessen: Gefüllte Pilze

Zutaten:

- 50g stückige Tomaten
- 100g Putenhack
- 6 Champignons
- 1 EL italienische Kräuter
- 1 TL Hackfleisch-Gewürz

Zubereitung:
Schritt 1: Backofen auf 220 Grad Umluft vorheizen. Pilze abwaschen, Stiel entfernen und den Kopf langsam mit einem Löffel aushöhlen. Die Hälfte der Champignonstiele würfeln.
Schritt 2: Putenhack würzen, mit Kräutern vermengen und mit Champignonstielen vermischen. Anschließend das vermischte Putenhack in die Pilzköpfe füllen, einen Löffel stückige Tomaten oben draufgeben.
Schritt 3: Backen Sie gefüllten Pilze ungefähr 20 bis 25 Minuten lang.

Nährwerte:

Kohlenhydrate:1,9g	Eiweiß: 24,7g	Fett: 8,5g

Gesamtkalorien: 227 kcal
Schwierigkeitsgrad: Mittel
Zubereitungsdauer: 35 Minuten

Tag 20

Frühstück: Proteingurken Roller

Zutaten für 1 Portion:

- 1 Gurke
- 80g Lachs
- 20g Frischkäse
- 1 TL Sojasauce
- 1 EL See-Algen (in gut sortierten Drogerien oder über das Internet erhältlich)

Zubereitung:
Schritt 1: Den Gurkenstrunk entfernen und unter kaltem Wasser abwaschen. Mittels einem Gemüseschäler Gurkenstreifen schneiden, für den Lachs ca. 8-10 Streifen schneiden. Legen Sie die Lachstreifen auf ein Küchenpapier und decken Sie diese mit einem weiteren Küchentuch ab, damit die ganze Feuchtigkeit herausgezogen werden kann. Schneiden Sie den Fisch danach in kleine Würfel und geben Sie diese in eine Küchenschüssel.

Schritt 2: In die Schüssel die Algen, Frischkäse und Sojasauce geben und alles vermengen, bis der Frischkäse gut unter dem Lachs verteilt ist.
Schritt 3: Auf einen Gurkenstreifen, einen Teelöffel Lachs 2cm lang auf das Ende von dem Streifen legen. Von dieser belegten Seite aus den Lachs einrollen. Fixieren Sie abschließend alles mithilfe eines Zahnstochers. Den Inhalt der Schüssel komplett verwenden, bis alle Rollen verbraucht sind.

Nährwerte für 1 Portion:

Kohlenhydrate:0,7g	Eiweiß: 19,9g	Fett: 15,6g

Gesamtkalorien: 215 kcal
Schwierigkeitsgrad: Mittel
Zubereitungsdauer: 10 Minuten

Mittagessen: Gemüse Frittaten

- 1 Ei
- 3 große Champignons
- 100g gemischte Paprika
- 1/2 Zwiebel
- 1 große Tomate
- Petersilie
- 5ml Kokosöl
- etwas Dill
- Salz und Pfeffer

Zubereitung:
Schritt 1: Tomaten, Pilze, Paprika, Zwiebel waschen und würfeln. Alles in einer Schüssel würzen und mit dem Dill und Petersilie vermengen. Den Inhalt der Schüssel in einer beschichteten Pfanne mit dem Kokosöl anbraten.
Schritt 2: In einer weiteren Schüssel die Eier zerschlagen/vermengen, würzen. Anschließend die Hitze reduzieren, fertige Eiermasse in die Pfanne hinzugeben, anschließend Stocken lassen. Am Ende aufschneiden und teilen.

Nährwerte für 1 Portion:

Kohlenhydrate:0,9g	Eiweiß: 11g	Fett: 8,3g

Gesamtkalorien: 195 kcal
Schwierigkeitsgrad: Mittel
Zubereitungsdauer: 25 Minuten

Abendessen: Ofen-Tomaten-Eier

- 100g stückige Tomaten
- 1 mittelgroßes Ei
- 1/2 Zwiebel
- 1 TL grünes Pesto
- 25g geriebenen Parmesan
- 5 Blätter Basilikum
- 1 TL Olivenöl
- 1 TL getrockneter Oregano
- Pfeffer, Salz

Zubereitung:
Schritt 1: Heizen Sie Ihren Backofen vor und schälen Sie in der Zwischenzeit die Zwiebel. Würfeln Sie diese anschließend fein und braten Sie sie mit ein wenig Olivenöl an. Geben Sie die stückigen Tomaten in die Pfanne hinzu und würzen Sie alles so, wie es Ihnen schmeckt. Dann noch das Basilikum klein hacken und hinzugeben.
Schritt 2: Das Pesto und die Eier zur Soße in die Pfanne geben und den Parmesan darüber streuen. Zum Schluss alles im Backofen rund 15 Minuten lang backen.

Nährwerte:

Kohlenhydrate: 3g	Eiweiß: 15,8g	Fett: 22,3g

Gesamtkalorien: 263 kcal
Schwierigkeitsgrad: Leicht
Zubereitungsdauer: 30 Minuten

Tag 21

Frühstück: Chiapudding

Zutaten für 1 Portion:
- 5 EL Chiasamen
- 150ml Mandelmilch
- Frische Beeren

Zubereitung:
Schritt 1: Die Chiasamen in eine kleine Schüssel geben mit Mandelmilch aufgießen und 15 Minuten ziehen lassen.
Schritt 2: Wenn die Samen aufgequollen sind und eine puddingähnliche Konsistenz haben, nach Belieben frische Beeren unterrühren.

Nährwerte für 1 Portion:

Kohlenhydrate:0,7g	Eiweiß: 19,9g	Fett: 15,6g

Gesamtkalorien: 174 kcal
Schwierigkeitsgrad: Leicht
Zubereitungsdauer: 20 Minuten

Mittagessen: Gemüsesuppe

Zutaten für 1 Portion:

- 100g Karotten
- 100g Brokkoli
- 1 mittlere Kartoffel
- 150ml Milch (fettarm)
- Salz, Pfeffer, Muskatnuss

Zubereitung:
Schritt 1: Das geschälte und gewürfelte Gemüse in wenig Wasser für eine Viertelstunde weich garen.
Schritt 2: Gießen Sie das Gemüse mit der Milch auf und pürieren Sie die Suppe mithilfe eines Stabmixers. Würzen und die Suppe nach Belieben noch weiter aufgießen.

Nährwerte für 1 Portion:

Kohlenhydrate:25,2g	Eiweiß: 9,4g	Fett: 4g

Gesamtkalorien: 178 kcal
Schwierigkeitsgrad: Leicht
Zubereitungsdauer: 25 Minuten

Abendessen: Vollkornbrot mit Kresse

Zutaten für 1 Portion:

- 2 Vollkornbrotscheiben
- Kresse
- Butter

Zubereitung:
Schritt 1: Die Brote dünn mit Butter bestreichen und mit frischer Kresse bestreuen.

Nährwerte für 1 Portion:

Kohlenhydrate:41,4g	Eiweiß: 7,2g	Fett: 6,30g

Gesamtkalorien: 252 kcal
Schwierigkeitsgrad: Leicht
Zubereitungsdauer: 5 Minuten

TEIL VI: 61 Stoffwechselrezepte

Frühstück

Joghurt im Frozen Style mit Zitronen-Minz-Soße

Zutaten:

- 1 Stück Zitrone
- 200g Joghurt (fettarm)
- 3 Stück Gelatineblätter
- 1 TL Stevia
- 1 EL Erythritol
- 10 Minzblätter

Zubereitung:

Schritt 1: Minze fein hacken, mit Stevia zu der Zitrone in den Mixer geben, weiter pürieren.
Schritt 2: Gelatine in heißem Wasser auflösen und anschließend ausdrücken. Gelatinemasse mit Joghurt vermengen und Zitronensoße hinzugeben. Anschließend kühlen.

Nährwerte für 1 Portion:

Kohlenhydrate: 12g	Eiweiß: 8g	Fett: 3,6g

Gesamtkalorien: 388 kcal
Schwierigkeitsgrad: Mittel
Zubereitungsdauer: 60 Minuten

Knusprige Tortillahappen

Zutaten für 6 Portionen:

- 4 Tortillafladen
- 2 EL Olivenöl
- 1 Limette
- 2 kleine Jalapeños
- 1 TL Honig
- 1 EL Tequila
- 450g Thunfischfilet
- 2 Frühlingszwiebel
- 150g Avocado
- 2 TL Sesam
- ½ gemahlener Kreuzkümmel
- Pfeffer

Zubereitung:

Schritt 1: Aus Tortilla mit Ausstecher 4 Kreise ausstechen, jede Seite mit Öl bestreichen und jeweils 1 Seite salzen. Salzseite nach oben, in den Backofen bei 175 Grad Umluft 8-10 Minuten backen. Limette auspressen, Jalapeños hacken.
Schritt 2: In einer Schüssel Kreuzkümmel, Limettensaft, Tequila und Honig mit Salz und Pfeffer verrühren. Etwas Öl hinzugeben und den Thunfisch würfeln. Frühlingszwiebeln klein hacken. Entsteinen Sie die Avocado und würfeln Sie das Fruchtfleisch.
Schritt 3: Thunfisch, Zwiebeln und Avocado mit Marinade mischen, anschließend auf Tortillas geben und mit etwas Sesam bestreuen.

Nährwerte für 1 Portion:

Kohlenhydrate: 9g	Eiweiß: 14g	Fett: 10g

Gesamtkalorien: 190 kcal
Schwierigkeitsgrad: Mittel
Zubereitungsdauer: 30 Minuten

Parmaschinken und Feigen

Zutaten für 4 Portion:

- 8 Parmaschinken
- 4 Feigen
- 2 Stiele Minzen
- ½ Zitrone
- 1 TL flüssiger Honig
- schwarzer Mühlenpfeffer
- 2 EL Olivenöl (kalt gepresst)

Zubereitung:

Schritt 1: Parmaschinken reichlich würzen, Feigen halbieren und auf den Schinken legen. Minzblätter abwaschen und fein hacken, Zitrone auspressen. Zitronensaft, Honig und Olivenöl vermischen anschließend über die Feigen träufeln.

Nährwerte für 1 Portion:

Kohlenhydrate: 16g	Eiweiß: 6g	Fett: 6g

Gesamtkalorien: 156 kcal
Schwierigkeitsgrad: Leicht
Zubereitungsdauer: 15 Minuten

Pesto und Tomaten auf Algen

Zutaten:

- 50g Algenpasta (in gut sortierten Drogerien, Apotheken oder im Internet erhältlich)
- 30g Pinienkerne
- 200g Kirschtomaten
- 2 EL natives Olivenöl
- 2 Stiele Basilikum
- 2 EL grünes Pesto
- 1 TL Agavendicksaft
- Pfeffer, Salz

Zubereitung:

Schritt 1: Algenpasta in einer Schüssel komplett abgedeckt mit lauwarmen Wasser 20 Minuten einweichen und anschließend mit einer Prise Salz rund 20 Minuten lang in kochendem Wasser garen. Pinienkerne in Pfanne goldbraun anrösten, anschließend Öl in der Pfanne erhitzen, Tomaten darin anschmoren und würzen. Mit Agavendicksaft beträufeln.

Schritt 2: Algenpasta abgießen und in Tomatenpfanne geben, Pesto unterrühren anschließend würzen. Mit Basilikum und Pinienkernen anrichten.

Nährwerte für 1 Portion:

Kohlenhydrate: 9g	Eiweiß: 4g	Fett: 19g

Gesamtkalorien: 220 kcal
Schwierigkeitsgrad: Mittel
Zubereitungsdauer: 60 Minuten

Omelett

Zutaten:

- 3 Eier
- 1 Tomate
- Salz, Pfeffer, Muskatnuss
- Frische Petersilie

Zubereitung:

<u>Schritt 1:</u> Verquirlen Sie die Eier mithilfe einer Gabel in einer kleinen Küchenschüssel. Danach die klein geschnittenen Tomatenstücke und die Petersilie unterrühren

<u>Schritt 2:</u> Gießen Sie das Ei in eine erhitzte Pfanne und backen Sie es, bis es zu stocken beginnt.

Nährwerte für 1 Portion:

Kohlenhydrate: 4g	Eiweiß: 20,7g	Fett: 16g

Gesamtkalorien: 240 kcal
Schwierigkeitsgrad: Leicht
Zubereitungsdauer: 10 Minuten

Heidelbeer-Müsli

Zutaten:

- 1 Handvoll frische Heidelbeeren
- 50g Haferflocken
- ein paar kleingehackte Nüsse
- 150ml Mandelmilch

Zubereitung:

<u>Schritt 1:</u> Die Haferflocken mit der Mandelmilch übergießen, 2 Minuten ziehen lassen und mit Heidelbeeren und Nüssen garnieren.

Nährwerte für 1 Portion:

Kohlenhydrate:43,7g	Eiweiß: 9,8g	Fett: 9,9g

Gesamtkalorien: 317 kcal
Schwierigkeitsgrad: Leicht
Zubereitungsdauer: 5 Minuten

Hauptgerichte mit Fleisch

Zucchini Bandnudeln mit Hackfleisch-Kokossauce

Zutaten:

- 120g Rinderhackfleisch, mager
- 200ml Kokosmilch
- 1 Prise Currypulver
- 1 Prise Pfeffer
- 2 Stück Zucchini

Zubereitung:

Schritt 1: Hack leicht anbraten, Kokosmilch in Pfanne hinzugeben, Paprika und Currypulver, Pfeffer zugeben und verrühren, durchköcheln lassen. Schälen und schneiden Sie die Zucchinis in dünne Streifen und blanchieren Sie diese 4 Minuten.

Schritt 2: Zucchini auf Teller und mit Sauce übergießen.

Nährwerte für 1 Portion:

Kohlenhydrate: 22g	Eiweiß: 32g	Fett: 14g

Gesamtkalorien: 337 kcal
Schwierigkeitsgrad: Mittel
Zubereitungsdauer: 40 Minuten

Carbonara auf Erbsen und Schinken Basis

Zutaten für 4 Personen:

- 1 Zwiebel
- 1 Knoblauchzehe
- 100g geräucherter, durchwachsener Speck
- 30g Parmesan
- 0,5 Bio-Zitrone
- 2 EL gemahlene Mandeln
- 300g Vollkornspaghetti
- Salz, grober Pfeffer
- 150g Erbsen (tiefgekühlt)
- 2Eier
- 200g Sahnejoghurt

Zubereitung:

Schritt 1: Knoblauch, Zwiebel und Speck in kleine Würfel schneiden. Parmesan fein reiben. Waschen Sie die Zitrone mit heißem Wasser ab und reiben Sie anschließend die Schale. Mandeln in Pfanne ohne Öl rösten, Speck anbraten. Kurz danach auch den Knoblauch und Zwiebel hinzugeben.

Schritt 2: Spaghetti vorbereiten und garen, kurz bevor die Nudeln fertig sind Erbsen hinzugeben. Eier und Joghurt vermischen, würzen.

Schritt 3: Spaghetti abgießen, 150ml Wasser behalten. Erbsen und Nudeln in die Pfanne geben, Nudelwasser hinzugeben und die Eiermasse einrühren. Mit den Mandeln bestreut servieren.

Nährwerte für 1 Portion:

Kohlenhydrate: 56g	Eiweiß: 26g	Fett: 14g

Gesamtkalorien: 460 kcal
Schwierigkeitsgrad: Mittel
Zubereitungsdauer: 30 Minuten

Red Hot Chili con Carne auf Kürbis und Rote Beete Basis

Zutaten für 4 Portionen:

- 1 Zwiebel (rot)
- 200g Hokkaidokürbis
- 500g Rinderhack
- 1 Lauchstange
- 2 Knoblauchzehen
- 30g Tomatenmark
- 200g Rote Bete
- 4 EL Öl
- 2 EL Ajvar
- 1 TL Chilipulver
- 850g stückige Tomaten (ca. 1 Dose)
- 1 TL Gemüsebrühpulver
- 1 EL Balsamicoessig
- Chilischoten
- Pfeffer, Salz

Zubereitung:

Schritt 1: Knoblauch und Zwiebel kleinwürfelig schneiden. Den Kürbis (beim Hokkaidokürbis kann man die Schale mitessen) grob würfeln. Schneiden Sie den Lauch in dünne Ringe und legen Sie ein paar grüne davon auf die Seite für die Garnierung. Schälen Sie anschließend die Rote Beete und schneiden Sie diese in feine Stückchen.

Schritt 2: Das Rinderhack in einer Pfanne ein paar Minuten braten, bis es durch ist und mit Chili, Pfeffer und Salz würzen. Fleisch herausnehmen.

Schritt 3: Kürbis, Lauch, Knoblauch und Zwiebel in dem Bratfett 2 Minuten anbraten. Das Tomatenmark unterrühren und noch einmal 2 Minuten braten lassen. Mit 200ml Wasser aufgießen und die stückigen Tomaten dazugeben. Ajvar und das Brühpulver ebenfalls einrühren und kurz aufkochen lassen. Zum Schluss die rote Bete und das Hackfleisch dazugeben und abschmecken. Den Eintopf 25 Minuten lang auf kleiner Stufe kochen lassen.

Schritt 4: Vor dem Servieren das Chili con Carne mit den übrigen Lauchringen bestreuen.

Nährwerte für 1 Portion:

Kohlenhydrate: 16g	Eiweiß: 29g	Fett: 21g

Gesamtkalorien: 380 kcal

Schwierigkeitsgrad: Mittel

Zubereitungsdauer: 40 Minuten

Rotkohl-Senfhühnchen

Zutaten:

- 200g Hühnerbrust
- 300g Rotkohl
- 3 Teelöffel Senf
- 1 TL Currypulver
- 1 Knoblauchzehe
- 1 EL Gemüsebrühe
- 2 TL Essig

Zubereitung:

Schritt 1: Gemüsebrühe und Knoblauch kochen. Rotkohl, Essig und Pfeffer hinzugeben. Anschließend garen.
Schritt 2: Hähnchen anbraten, Senf und Currypulver hinzugeben.

Nährwerte für 1 Portion:

Kohlenhydrate: 15g	Eiweiß: 28g	Fett: 2g

Gesamtkalorien: 192 kcal
Schwierigkeitsgrad: Mittel
Zubereitungsdauer: 40 Minuten

Burger auf Süßkartoffelbasis

Zutaten:

- 300g Süßkartoffel
- Knoblauch
- 2 EL Limettensaft
- 1 EL Agavendicksaft
- Olivenöl
- Eine halbe Avocado
- 1 TL scharfes Paprikapulver
- 3 EL fettarmen Naturjoghurt
- 1 TL Wasabi-Paste
- 2 rote Küchenzwiebeln
- 400g gemischtes Hackfleisch
- Tomatenmark
- 50g Blattsalat-Mix

Zubereitung:

Schritt 1: Heizen Sie Ihren Backofen auf ungefähr 200°C vor. Schneiden Sie anschließend die Süßkartoffeln scheibenweise und vermengen Sie diese in einer Küchenschüssel mit dem scharfen Paprikapulver sowie mit Olivenöl. Danach die Kartoffelscheiben im Ofen für 20-25 Minuten backen.

Schritt 2: Schälen Sie nun den Knoblauch und hacken Sie ihn fein. Entsteinen Sie die Avocado und höhlen Sie mithilfe eines Löffelns das Fruchtfleisch vorsichtig aus. Vermischen Sie dieses dann mit dem Naturjoghurt, 2 EL Wasser, dem Limettensaft, der Wasabi-Paste, dem Knoblauch und dem Agavendicksaft. Pürieren Sie alles mit dem Stabmixer und würzen Sie alles nach eigenem Geschmack.

Schritt 3: Hacken Sie die Küchenzwiebel fein und vermischen Sie diese mit dem Hackfleisch, dem Senf und dem Tomatenmark. Diese Mischung kräftig pfeffern und salzen. Hack zu Patties formen und 6-8 Minuten medium braten.

Schritt 4: Holen Sie die Süßkartoffel-Scheiben aus dem Backofen und salzen Sie diese mit Meersalz. 1 weitere Zwiebel in Scheiben schneiden, ebenfalls Tomaten in Scheiben schneiden. Salat schleudern. Die Süßkartoffelscheibe nach Belieben mit Patties, Tomaten, Zwiebelringen, Salat, Wasabi-Avocado-Soße belegen, zum Schluss weitere Süßkartoffelscheibe darauflegen.

Nährwerte für 1 Portion:

Kohlenhydrate: 25g	Eiweiß: 20g	Fett: 22g

Gesamtkalorien: 380 kcal

Schwierigkeitsgrad: Schwierig

Zubereitungsdauer: 60 Minuten

Hack-Zucchini-Lasagne

Zutaten:

- 150g Mozzarella
- 75g Crème fraîche (fettarm)
- 2 St. Zucchini
- 400g Hack
- 400g Tomaten

Zubereitung:

Schritt 1: Schälen Sie die Zucchini, schneiden Sie diese scheibenweise und heizen Sie dann den Backofen vor. Schichten Sie die Tomatenscheiben als Boden in Ihre Gratinform und verteilen Sie das Hackfleisch darüber. Bestreichen Sie zum Schluss alles noch mit Crème fraîche und geben Sie eine zweite Tomatenschicht drauf.

Schritt 2: Zum Schluss Mozzarella als Abschlussschicht hinzugeben. 30 Minuten backen.

Nährwerte für 1 Portion:

Kohlenhydrate: 11g	Eiweiß: 41g	Fett: 36g

Gesamtkalorien: 533 kcal
Schwierigkeitsgrad: Mittel
Zubereitungsdauer: 60 Minuten

Hähnchenschenkel

Zutaten:

- 1 Stück Hähnchenschenkel
- 3 Strauchtomaten
- 1 Stück Zucchini
- 1 TL Kräuter Provence
- 1 EL Olivenöl

Zubereitung:

Schritt 1: Backofen 180 Grad vorheizen, Hähnchen mit Sambal Oelek und Knoblauch einreiben, dann mit Paprikapulver bestreuen. In der Ofenform garen lassen. Schneiden Sie dann die Strauchtomaten und die Zucchini in Scheiben auf und legen Sie diese in eine feuerfeste Backform.

Schritt 2: Wasser hinzugeben, Schenkel mit Kräutern bestreuen, Gemüse hinzugeben. Rund 25 Minuten bei 150 Grad Celsius backen.

Nährwerte für 1 Portion:

Kohlenhydrate: 13g	Eiweiß: 27g	Fett: 26g

Gesamtkalorien: 406 kcal
Schwierigkeitsgrad: Mittel
Zubereitungsdauer: 60 Minuten

Rindfleischpfanne mit Sesam und Brokkoli

Zutaten:

- 1 EL Kokosöl
- 400g Rinderfilet
- 10g Sesam
- 1 TL Sesamöl
- 1 Prise Salz
- 500g Brokkoli
- 1 Gemüsezwiebel
- 3 Knoblauchzehe
- 1 Stück Ingwer
- 1 Chilischote

Zubereitung:

Schritt 1: Schneiden Sie das Rinderfilet in Scheiben und bringen Sie in einem Topf Wasser zum Kochen. Brokkoli-Röschen ins Wasser für 5 Minuten geben, dann kalt abschrecken. Zwiebel, Ingwer und Knoblauch schälen, Chilischote entkernen und würfeln.
Schritt 2: Gemüsezwiebel in Pfanne anbraten, dann das Fleisch, anschließend Brokkoli hinzugeben und mit Deckel köcheln lassen. Alles mit Sesam bestreuen.

Nährwerte für 1 Portion:

Kohlenhydrate: 80g	Eiweiß: 140g	Fett: 29g

Gesamtkalorien: 532 kcal
Schwierigkeitsgrad: Mittel
Zubereitungsdauer: 30 Minuten

Hähnchenbrust Calzone

Zutaten:

- 200g Hähnchenbrust
- 1 Aubergine
- 1 Zucchini
- 1 Paprika
- 1 Zwiebel
- 1 Knoblauch
- 1 Dose Tomatensoße, gestückelt
- 50g Reibekäse (leicht)
- Rosmarin, Oregano

Zubereitung:

Schritt 1: Waschen, schälen und würfeln Sie das Gemüse und die Küchenzwiebel. Geben Sie anschließend alles in eine Gratinform. Gießen Sie die Tomatensoße über das Gemüse und schmecken Sie diese mit einer Prise Salz und ein wenig Pfeffer ab.

Schritt 2: Geben Sie die Gratinform für ungefähr eine Viertelstunde bei 180 Grad Celsius in den Backofen und garen Sie das Gemüse. Fleisch in Pfanne anbraten, sodass es in der Mitte noch leicht rosa ist. Der Länge nach aufschneiden, würzen und mit Käse sowie Tomatensoße füllen. Geben Sie das Fleisch in die Gratinform mit dazu und bestreuen Sie dann das ganze Gericht noch mit Käse.

Schritt 3: Garen Sie das Gericht noch weitere 15 Minuten im Ofen.

Nährwerte für 1 Portion:

Kohlenhydrate:3,1g	Eiweiß: 45,7g	Fett: 7,7g

Gesamtkalorien: 332 kcal
Schwierigkeitsgrad: Mittel
Zubereitungsdauer: 30 Minuten

Pichelsteiner Eintopf

Zutaten für 6 Portionen:

- 400g festkochende Kartoffeln
- 4 große Zwiebeln
- 2 Knoblauchzehen
- 100g Möhren
- 500g Wirsing
- 150g Rindergulasch
- 200g mageres Fleisch (z.B. Pute)
- 200g Schweinefleisch
- Salz, Pfeffer
- Stiele Majoran, Rosmarin, Thymian
- 700ml Gemüsebrühe
- 2 EL Rapsöl

Zubereitung:

Schritt 1: Knoblauch hacken. Zwiebel, Möhren, Wirsingkohl und Kartoffeln klein schneiden. Alle Fleischsorten in mundgerechte Würfel schneiden und gut würzen. Zupfen Sie den Rosmarin, den Majoran und den Thymian ab und heizen Sie anschließend Ihren Backofen auf 160 Grad Celsius (Umluft) vor.

Schritt 2: Fleisch rundherum anbraten, 2/3 vom Fleisch aus dem Topf nehmen. Die Hälfte des Gemüses in dem Topf hinzugeben, würzen.

Schritt 3: Das andere Fleisch wiederum in den Topf leeren und das restliche Gemüse darauf streuen. Mit der Brühe aufgießen, würzen und aufkochen lassen. Anschließend 90 Minuten garen.

Nährwerte für 1 Portion:

Kohlenhydrate: 15g	Eiweiß: 27g	Fett: 9g

Gesamtkalorien: 250 kcal

Schwierigkeitsgrad: Mittel

Zubereitungsdauer: 30 Minuten

Pizza Gemüsepfanne

Zutaten:

- 3 Frühlingszwiebeln
- 1 Möhre
- 1 kleine Zucchini
- 2 Paprikaschoten
- 2 TL Rapsöl
- 1 TL Oregano
- 2 EL passierte Tomaten
- 100g fettarmer Hähnchenaufschnitt
- 1 EL Mozzarella (gerieben)
- Salz, schwarzer Mühlenpfeffer

Zubereitung:

Schritt 1: Schneiden Sie zunächst einmal die Frühlingszwiebel in feine Röllchen. Schälen Sie dann die Zucchini und die Möhre und schneiden Sie das Gemüse scheibenweise auf. Waschen Sie dann noch die Paprika und schneiden Sie auch diese in mundgerechte Stückchen. Erhitzen Sie nun ein wenig Rapsöl in einer beschichteten Pfanne. Fügen Sie das Gemüse und den Oregano sowie 2 EL Wasser hinzu und dünsten Sie alles einige Minuten. Anschließend mit den passierten Tomaten ablöschen. Nehmen Sie anschließend die Pfanne vom Herd und würzen Sie alles nach Ihrem persönlichen Geschmack.

Schritt 2: Schneiden Sie nun das Hähnchenfleisch in kleine Stücke und geben Sie es zum Gemüse hinzu. Auskühlen lassen. Richten Sie das Gericht auf Tellern an und streuen Sie noch Mozzarella darüber.

Nährwerte für 1 Portion:

Kohlenhydrate: 13g	Eiweiß: 28g	Fett: 17g

Gesamtkalorien: 320 kcal

Schwierigkeitsgrad: Mittel

Zubereitungsdauer: 30 Minuten

Kartoffelsalat mit Lamm

Zutaten (4 Portionen):

- 300g Lammfilet
- 150g Rucola oder gemischter Blattsalat
- 600g festkochende Kartoffeln
- 2 rote Paprika
- 100g Mozzarella-Bällchen
- Prise Salz
- Currypulver
- Pfeffer
- 2 EL Zitronensaft
- 4 EL Olivenöl
- 2 EL Weißweinessig

Zubereitung:

Schritt 1: Die Paprika vierteln und mit der Hautseite nach oben auf Backblech legen. Ca. 10 Minuten grillen. Schneiden Sie die Paprika nachdem sie gut abgekühlt ist in Streifen. Vierteln Sie anschließend die Kartoffeln und beträufeln Sie diese vorsichtig mit dem Olivenöl. Backen Sie diese Wedges rund 30 bis 35 Minuten bei 200 Grad Umluft im Backofen.

Schritt 2: Waschen Sie nun den Rucola oder den Blattsalat-Mix und zupfen Sie die Blätter in mundgerechte Stückchen. Tropfen Sie anschließend den Mozzarella gut ab. Würzen Sie nun das Lammfilet und braten Sie es in einer beschichteten Pfanne kurz an. Legen Sie das Fleisch ungefähr 10 Minuten vor Ablauf der Garzeit zu den Kartoffeln in den Backofen. Vermischen Sie das Currypulver mit einem Esslöffel Olivenöl und bepinseln Sie damit die Ofenkartoffeln.

Schritt 3: Zitronensaft, Weinessig mit restlichem Olivenöl verrühren, Salat hinzugeben, würzen. Mozzarella Kugeln darüberstreuen. Fleisch darüber geben.

Nährwerte für 1 Portion:

Kohlenhydrate: 25g	Eiweiß: 24g	Fett: 19g

Gesamtkalorien: 376 kcal

Schwierigkeitsgrad: Schwierig

Zubereitungsdauer: 60 Minuten

Hackfleisch-Omelette mit Gemüse

Zutaten:

- 2 Eier
- 30ml Milch (fettarm)
- 150g Brokkoli und Blumenkohl
- 3 EL Tomatenmark
- 200g Hackfleisch

Zubereitung:

Schritt 1: Zerteilen Sie den Blumenkohl oder den Brokkoli in kleine Röschen. Geben Sie das Rapsöl in die Pfanne gebe und fügen Sie das Tomatenmark hinzu. Nun noch die Milch mit den Eiern vermengen.

Schritt 2: In erhitzte Pfanne die Ei-Milch Mischung geben, Masse stocken lassen. Anschließend herausnehmen, zusammenrollen.

Nährwerte für 1 Portion:

Kohlenhydrate: 27g	Eiweiß: 61g	Fett: 22g

Gesamtkalorien: 359 kcal
Schwierigkeitsgrad: Mittel
Zubereitungsdauer: 60 Minuten

Hühnchen Arabic

Zutaten:

- 100g Hühnchenbrustfilet
- 1 Bund Koriander
- 1 Limettenschale
- 2 Stück Zwiebel
- 1 Knoblauchzehe
- 1 Nelken
- 4 Tomaten
- Prise Currypulver, Muskatnuss, gemahlen
- Koriander
- Kardamom, gemahlen
- Salz Pfeffer

Zubereitung:

Schritt 1: Die Küchenzwiebeln und die Tomaten fein würfeln. Fleisch würzen, Knoblauch klein schneiden. Schneiden Sie anschließend noch den Koriander in feine Streifen und raspeln Sie die Schale der Limette ab.

Schritt 2: Hähnchenbrust anbraten, Knoblauch/Zwiebeln andünsten. Gewürznelke, Muskatnuss, Koriandergewürz, Kardamom, Zwiebeln und Limettenschale in Pfanne geben.
Schritt 3: 300ml und Tomaten hinzufügen, 15 Minuten zugedeckt köcheln lassen.
Schritt 4: Fleisch hinzugeben, 5 Minuten garen.

Nährwerte für 1 Portion:

Kohlenhydrate: 7g	Eiweiß: 27g	Fett: 3g

Gesamtkalorien: 153 kcal
Schwierigkeitsgrad: Mittel
Zubereitungsdauer: 45 Minuten

Hauptgerichte mit Fisch

Süßwasserfisch auf Basilikumpesto

Zutaten:

- 400g Zanderfilet
- 800g Brokkoli
- 15g Pesto
- 1 Chilischote

Zubereitung:

Schritt 1: Fisch von beiden Seiten anbraten, mit Chili und Pfeffer würzen. Brokkoli in Sieb über Topf garen lassen.

Nährwerte für 1 Portion:

Kohlenhydrate: 9g	Eiweiß: 31g	Fett: 5g

Gesamtkalorien: 202 kcal
Schwierigkeitsgrad: Mittel
Zubereitungsdauer: 60 Minuten

Ofentomaten auf Kapern und Thunfisch Creme

Zutaten für 4 Portionen:

- 800g Eiertomate
- 2 Knoblauchzehen
- 2 EL Olivenöl
- 270g Thunfisch
- 150g Joghurt (fettarm)
- 125g saure Sahne (fettarm)
- ½ Zitrone
- 40g Kapern
- Thymian, Rosmarin
- 1Stange Staudensellerie
- 1 feiner Blattsalat

Zubereitung:

Schritt 1: Halbieren Sie zunächst einmal die Tomaten. Knoblauch fein würfeln mit Thymian, Rosmarin, 1 EL Olivenöl sowie Salz und Pfeffer in Schüssel mischen. Anschließend über die Tomaten geben, diese dann mit Schnittseite nach unten auf Gitter legen. Tomaten im Backofen mit 110 Grad Umluft 2-3 Stunden trocknen.
Schritt 2: Zitrone auspressen, abgetropften Thunfisch mit Joghurt, saurer Sahne, Kapern, Olivenöl und dem Zitronensaft zur glatten Creme mixen.
Schritt 3: Schneiden Sie den Staudensellerie in feine Scheibchen und zupfen Sie den Blattsalat in mundgerechte Stückchen. Geben Sie die Tomaten und die Thunfisch-Kapern-Creme darüber.

Nährwerte für 1 Portion:

Kohlenhydrate: 10g	Eiweiß: 14g	Fett: 10g

Gesamtkalorien: 195 kcal
Schwierigkeitsgrad: Mittel
Zubereitungsdauer: 3,5 Stunden

Garnelenzoodles mit Spinat und Tomaten

Zutaten:

- Kokosöl
- Spinat
- Cocktailtomaten (6 Stück)
- 1 TL Zitronensaft
- Zucchini
- 200g Garnelen

Zubereitung:

Schritt 1: Zucchini mit Spiralschneider schneiden, Garnelen anbraten. Zoodles, Tomaten und Spinat in anderer Pfanne erwärmen. Alles zusammen vermengen.

Nährwerte für 1 Portion:

Kohlenhydrate: 17g	Eiweiß: 25g	Fett: 11g

Gesamtkalorien: 257 kcal
Schwierigkeitsgrad: Mittel
Zubereitungsdauer: 20 Minuten

Süßkartoffel und Weißfisch Ceviche

Zutaten für 4 Personen:

- 4 kleine Süßkartoffel
- Chiliflocken, Oregano (oder mediterrane Kräutermischung)
- ½ Zitronen
- 4 Limetten
- 1 kleine rote Chilischote
- 1 Knoblauchzehe
- 1 haselnussgroßes Stück Ingwer
- 1 rote Zwiebel
- 1 Biominigurke
- 1 fester Pfirsich
- ½ Bund Koriander
- 400g Weißfischfilet (Kabeljau, Dorade)
- Meersalz, schwarzer Pfeffer
- etwas Olivenöl

Zubereitung:

Schritt 1: Backofen auf 180 Grad vorheizen, Süßkartoffeln halbieren, mit Olivenöl bestreichen und mit Oregano, Chili, Pfeffer und Salz würzen. Träufeln Sie nun den Saft der Zitrone darüber und

geben Sie die Kartoffeln mit der Schnittfläche nach unten Anschließend mit Zitronensaft beträufeln und mit der Schnittfläche nach unten für ungefähr eine halbe Stunde in den Backofen geben. Lassen Sie alles schön goldbraun werden. Limettensaft auspressen, in Schüssel geben.
Schritt 2: Die Kerne aus der Chilischote entfernen, klein hacken und in die Schüssel geben. Knoblauch, Ingwer zum Limettensaft pressen, salzen. Schneiden Sie nun die Küchenzwiebel in feine Ringe. Die Gurke müssen Sie bitte vierteln und entkernen. Pfirsich vom Stein lösen, häuten und vierteln. Korianderblätter abzupfen. Fisch in mundgerechte Stücke schneiden, anschließend zur Limettenmischung und ca. 5 Minuten garen, restliche Zutaten hinzufügen. Alles miteinander vermengen, Limettensaft, der übrig bleibt, abgießen. Ceviche salzen.

Nährwerte für 1 Portion:

Kohlenhydrate: 38g	Eiweiß: 26g	Fett: 4g

Gesamtkalorien: 300 kcal
Schwierigkeitsgrad: Mittel
Zubereitungsdauer: 45 Minuten

Blechgemüse mit Lachs

Zutaten:

- 4 TK-Lachsfilets
- 400g Kartoffeln
- 2 Frühlingszwiebeln
- 1 Zucchini
- 200g Physalis
- 1 Fenchel
- Pfeffer, Rosmarin, Meersalz, Thymian
- etwas Olivenöl

Zubereitung:

Schritt 1: Kartoffeln, Zucchini in Scheiben schneiden, Fenchel würfeln, Zwiebeln in Ringe schneiden, Früchte aus Hülle lösen.
Schritt 2: Bepinseln Sie Ihr Backblech mit ein wenig Olivenöl, geben Sie die Lachsfilets in die Mitte und verteilen Sie das Gemüse und die Kartoffeln darüber. Nach Belieben pfeffern, salzen und zum Schluss noch die Kräuter darüber geben.
Schritt 3: Für 35 Minuten bei 180 Grad garen. Knapp 8 Minuten vor Ende mit Früchten beträufeln.

Nährwerte für 1 Portion:

Kohlenhydrate: 27g	Eiweiß: 17g	Fett: 11g

Gesamtkalorien: 275 kcal
Schwierigkeitsgrad: Mittel
Zubereitungsdauer: 20 Minuten

Räucherfisch mit Sprossen und Rosso

Zutaten:

- 1 Kopf Lollo Rosso oder Eichblatt
- ½ Bund Radieschen
- 1 kleine Biogurken
- 1 EL Tahin (Sesampaste)
- 1 Knoblauchzehen
- 2 Scheiben Pumpernickel
- 2 geräucherte Saiblingsfilets
- 1 Handvoll lila Radieschensprossen
- ½ Zitronen
- 2 EL Olivenöl
- Meersalz, Pfeffer

Zubereitung:

Schritt 1: Salat putzen, waschen und zupfen. Dann die Radieschen in dünne Scheibchen schneiden. Hälfte der Gurke würfeln, Sesampaste, 1 EL Olivenöl, Zitronensaft, Knoblauch und Gewürze in Schüssel geben und pürieren. Andere Hälfte der Gurke in Scheiben hobeln.

Schritt 2: Pumpernickel würfeln und anbraten, Saibling in mundgerechte Stücke schneiden. Salatzutaten in zwei Schüsseln geben, Dressing hinübergeben. Geben Sie alles über die Saiblingsfilets.

Nährwerte für 1 Portion:

Kohlenhydrate: 23g	Eiweiß: 28g	Fett: 17g

Gesamtkalorien: 360 kcal
Schwierigkeitsgrad: Mittel
Zubereitungsdauer: 20 Minuten

Rote Beete mit Seelachs

Zutaten:
- 400g Seelachs
- 500g Rote Beete
- 15g Kokosöl
- 1 Ei
- 30g Mandelmehl
- Basilikum Blätter

Zubereitung:

Schritt 1: Ei in Schüssel verrühren, Fisch mit dem Ei bestreichen und in Mandelmehl wenden. Anschließend Fisch goldgelb anbraten

Schritt 2: Rote Beete in Scheiben schneiden, mit Fisch und Basilikum auf Teller anrichten.

Nährwerte für 1 Portion:

Kohlenhydrate: 4g	Eiweiß: 46g	Fett: 14g

Gesamtkalorien: 442 kcal
Schwierigkeitsgrad: Mittel
Zubereitungsdauer: 30 Minuten

Thunfisch mariniert

Zutaten:
- 150g Thunfischsteak
- 30g Kapern
- 100g Cherrytomaten
- 1 rote Zwiebel
- 1 Chilischote
- 1 EL Balsamico Essig
- 1 Stiel Oregano
- Salz, Pfeffer

Zubereitung:

Schritt 1: Chilischote zerkleinern, mit Paprikapulver mischen. Thunfisch wenden, ziehen lassen.

Schritt 2: Zwiebeln fein würfeln, Tomaten klein schneiden, Kapern grob hacken. Anschließend in einer Schüssel mit Essig mischen, würzen. Oregano Blätter abziehen, grob hacken und in die Schüssel hinzugeben.

Nährwerte für 1 Portion:

Kohlenhydrate: 11g	Eiweiß: 39g	Fett: 3g

Gesamtkalorien: 233 kcal
Schwierigkeitsgrad: Leicht
Zubereitungsdauer: 30 Minuten

Lachsrolle mit Spinat

Zutaten:
- 250g geräucherter Lachs
- 200g Frischkäse
- 75g geriebener Käse
- 4 Eier
- 230g Spinat

Zubereitung:

Schritt 1: Ofen vorheizen 200 Grad Umluft. Eier schaumig rühren, Käse und Spinat unterrühren, würzen. Backen Sie alles zehn Minuten. Frischkäse und Zitrone anrühren und mit Lachs aufrollen.

Nährwerte für 1 Portion:

Kohlenhydrate: 4g	Eiweiß: 44g	Fett: 47g

Gesamtkalorien: 616 kcal
Schwierigkeitsgrad: Leicht
Zubereitungsdauer: 30 Minuten

Espressolinsen mit Garnelen

Zutaten für 4 Personen:
- 50ml Weißwein
- 50ml Espresso
- 150g Beluga-Linsen
- 1 Stange Zimt
- 1 Lorbeerblatt
- 1 Chilischote (getrocknet)
- 1 Möhre
- ½ Stange Lauch
- 150ml Milch (fettarm)
- 150g Cocktailtomaten
- 12 große Garnelen (küchenfertig)
- Meersalz, Pfeffer, etwas Balsamicoessig
- Rapsöl, Olivenöl

Zubereitung:

<u>Schritt 1:</u> Linsen mit Gewürzen in kochendem Wasser ca. 15 Minuten köcheln und abgießen. Möhre schälen, Lauch fein würfeln, im Rapsöl andünsten. Ablöschen mit Espresso und Milch. 3 Minuten einkochen lassen, Linsen zugeben mit Essig und Salz pikant abmischen.

<u>Schritt 2:</u> Garnelen in Pfanne 3-5 Minuten anbraten, würzen. Tomaten danach in selbiger Pfanne alleine anbraten. Mit Meersalz bestreuen, mit Wein ablöschen.

Nährwerte für 1 Portion:

Kohlenhydrate: 7g	Eiweiß: 19g	Fett: 2g

Gesamtkalorien: 140 kcal
Schwierigkeitsgrad: Mittel
Zubereitungsdauer: 40 Minuten

Forelle mit Rettich und Gurken

Zutaten:

- 10g Stevia
- 1 Gurke
- etwas Kresse
- 100g Rettich
- 1 Forellenfilet
- 1 EL Sojasauce
- 2 TL Zitronensaft

Zubereitung;

<u>Schritt 1:</u> Zitronensaft, Sojasauce und Süßungsmittel vermischen. Gurke in Scheiben hobeln, ebenfalls den Rettich. Fisch in der Marinade einlegen und mit Gurke und Rettich auf Teller anrichten.

Nährwerte für 1 Portion:

Kohlenhydrate: 11g	Eiweiß: 13g	Fett: 4g

Gesamtkalorien: 127 kcal
Schwierigkeitsgrad: Leicht
Zubereitungsdauer: 15 Minuten

Hauptgerichte vegetarisch

Mandel-Frischkäse-Suppe

Zutaten:

- halbe Zitrone
- 200g Frischkäse
- 1 Knoblauchzehe
- 4 Esslöffel Mandelblättchen
- 400g Brokkoli
- 500ml Gemüsebrühe
- Basilikum

Zubereitung:

Schritt 1: Zerlegen Sie den Brokkoli in feine Röschen und hacken Sie anschließend den Knoblauch fein. Knoblauch und Brokkoli in Gemüsebrühe garen lassen. Mandeln ohne Öl rösten, Zitrone heiß abwaschen.

Schritt 2: Frischkäse/Basilikumblätter hinzugeben und pürieren.

Nährwerte für 1 Portion:

Kohlenhydrate: 7g	Eiweiß: 13g	Fett: 25g

Gesamtkalorien: 307 kcal
Schwierigkeitsgrad: Leicht
Zubereitungsdauer: 30 Minuten

Nudelsalat auf Vollkornbasis

Zutaten für 8 Personen:

- 2 Nektarinen
- 6 EL Olivenöl
- 2 TL Honig
- 500g Vollkornnudeln (z.B. Fusilli)
- Einen halben Bund Petersilie
- 50g grüne Oliven ohne Stein
- 100g Blauschimmelkäse
- 50g Mandeln
- 4 Knoblauchzehen
- Pfeffer, Salz,
- 1 rote Chilischote

Zubereitung:

<u>Schritt 1:</u> Die Nektarinen in dünne Spalten schneiden und in einem EL Olivenöl 3-4 Minuten anbraten. Mit Honig bestreichen, salzen und pfeffern.
<u>Schritt 2:</u> Vollkornnudeln in Wasser garen lassen. Zupfen Sie die Petersilie ab und hacken Sie den Knoblauch sowie die Chilischote fein. Legen Sie anschließend die Hälfte der Petersilie zur Seite und hacken Sie den Rest fein.
<u>Schritt 3:</u> Nudeln mittels Siebs abgießen. Braten Sie nun in einer Pfanne die gehackte Petersilie, den Knoblauch sowie den Chili kurz an und schwenken Sie darin die Nudeln.
<u>Schritt 3:</u> Oliven und Mandeln grob hacken. Blauschimmelkäse zerteilen. Nektarinen, Mandeln, Oliven, Käse und die restliche Petersilie unter die Nudeln heben. Zum Schluss noch nach Belieben pfeffern und salzen.

Nährwerte für 1 Portion:

Kohlenhydrate: 47g	Eiweiß: 12g	Fett: 19g

Gesamtkalorien: 432 kcal
Schwierigkeitsgrad: Mittel
Zubereitungsdauer: 40 Minuten

Avocado mit Tomatensalsa

Zutaten für 4 Portionen:

- grüne Chilischote
- 1 blaue Zwiebel
- 1 Zitrone
- 6 Tomaten
- 2 Avocados
- 3 Weizen-Tortillafladen
- Salz, Pfeffer
- 3 EL Öl

Zubereitung:

<u>Schritt 1:</u> Chilischote entkernen, Innenhäute entfernen, klein hacken. Zwiebel würfeln, Tomaten überbrühen, halbieren, entkernen und würfeln. Ebenfalls vermischen, Zitrone auspressen, Saft hinzugeben, Öl untermischen und mit Pfeffer abschmecken.
<u>Schritt 2:</u> Avocado entsteinen und halbieren, mit etwas Zitronensaft beträufeln. Weizen Tortillafladen erwärmen (Ofen, Pfanne) und mit Avocado, Tomatensalsa bestreuen.

Nährwerte für 1 Portion:

Kohlenhydrate: 30g	Eiweiß: 7g	Fett: 11g

Gesamtkalorien: 385 kcal
Schwierigkeitsgrad: Leicht
Zubereitungsdauer: 15 Minuten

Nudeln mit Kürbis-Salbei-Sauce

Zutaten für 4 Portionen:

- 350g Vollkorn-Bandnudeln
- 2 Knoblauchzehen
- 600g Kürbisfruchtfleisch
- 100ml Gemüsebrühe
- 2 Zweige Thymian
- 2 Stiele Salbei
- 1 Bio Zitrone
- Pfeffer, Salz, Olivenöl

Zubereitung:

Schritt 1: Garen Sie die Nudeln einige Minuten lang in kochendem Salzwasser und schneiden Sie den Knoblauch in feine Scheibchen. Das Kürbisfurchtfleisch hauchdünn in Scheiben schneiden. Kürbisscheiben und Knoblauch goldbraun braten. Zitronenschale 1 TL abreiben, Saft auspressen und mit Brühe zum Kürbis gießen, bei mittlerer Hitze 5 Minuten schmoren lassen.
Schritt 2: Blätter vom Thymian und Salbei abzupfen, anschließend mit Zitronenschale und Gemüse vermengen und würzen. Nudeln abgießen, zum Gemüse geben, mischen und nochmals mit den Gewürzen abschmecken.

Nährwerte für 1 Portion:

Kohlenhydrate: 61g	Eiweiß: 14g	Fett: 8g

Gesamtkalorien: 378 kcal
Schwierigkeitsgrad: Mittel
Zubereitungsdauer: 20 Minuten

Gebackene Tomaten auf Knoblauchbasis

Zutaten für 4 Portionen:

- 600g Fleischtomaten
- 5 mittelgroße Knoblauchzehen
- 5 EL Olivenöl
- 4 Thymianstiele
- Prise Salz
- Pfeffer

Zubereitung:

Schritt 1: Tomaten halbieren, entkernen. Hacken Sie die Thymianstiele grob und schneiden Sie die Knoblauchzehen in dünne Scheibchen. In Pfanne mit 1 EL Olivenöl goldgelb anbraten. In Bräter, restliches Öl verteilen, Tomaten mit Hautseite nach unten hinlegen, mit angeröstetem Knoblauch und Thymian bestreuen.
Schritt 2: Geben Sie das Gericht für 20 Minuten bei 180 Grad Umluft in den Backofen.

Nährwerte für 1 Portion:

Kohlenhydrate: 7g	Eiweiß: 2g	Fett: 15g

Gesamtkalorien: 172 kcal
Schwierigkeitsgrad: Mittel
Zubereitungsdauer: 30 Minuten

Überbackener Blumenkohl-Curry Style

Zutaten:

- 1 Blumenkohl
- 1 Prise Currypulver
- 50g geriebener Emmentaler
- 1 Prise Kurkuma
- 1 EL Olivenöl

Zubereitung:

Schritt 1: Heizen Sie den Backofen auf 180 Grad vor und zerteilen Sie den Blumenkohl in feine Röschen. Röschen mit Öl und Currypulver in Schale schütteln.
Schritt 2: Fertigen Blumenkohl auf Backpapier in den Ofen für 20 Minuten.

Nährwerte für 1 Portion:

Kohlenhydrate: 2g	Eiweiß: 9g	Fett: 14g

Gesamtkalorien: 216 kcal
Schwierigkeitsgrad: Mittel
Zubereitungsdauer: 30 Minuten

Spinatgratin Eier und Käse

Zutaten:

- 3 Eier
- 400g Babyspinat
- 1 Prise Petersilie
- 1 Knoblauchzehe
- 15g Parmesan
- 1 EL Olivenöl
- Prise Muskatnuss

Zubereitung:

Schritt 1: Eier hart kochen, Spinat in heißem Wasser zusammenfallen und ausdrücken. Knoblauch, Petersilie hacken, Parmesan reiben. Eier abgießen, Schalen entfernen und halbieren.
Schritt 2: Knoblauch dünsten, anschließend Spinat dünsten dann mit Pfeffer und Muskatnuss abschmecken.
Schritt 3: Auflaufform mit Spinatmischung füllen, Eierhälften verteilen, mit Petersilie und Parmesan bestreuen, für 180 Grad 15 Minuten backen.

Nährwerte für 1 Portion:

Kohlenhydrate: 9g	Eiweiß: 18g	Fett: 17g

Gesamtkalorien: 261 kcal
Schwierigkeitsgrad: Mittel
Zubereitungsdauer: 45 Minuten

Kroketten-Käsemischung

Zutaten:

- 25g Parmesan
- 25g Emmentaler
- Ei
- 1 EL Olivenöl
- ½ Blumenkohl
- 30g Paniermehl
- 1 Bund Schnittlauch

Zubereitung:

Schritt 1: Ofen auf 180 Grad vorheizen, Blumenkohlröschen in kochendem Wasser weichkochen und zu Brei machen. Mehl, Parmesan, Käse, Schnittlauch und Ei dazu geben und vermengen.
Schritt 2: Forme aus dem Brei Kroketten und bestreiche sie mit Öl. 15 Minuten backen.

Nährwerte für 1 Portion:

Kohlenhydrate: 13g	Eiweiß: 16g	Fett: 17g

Gesamtkalorien: 276 kcal
Schwierigkeitsgrad: Mittel
Zubereitungsdauer: 45 Minuten

Lasagne aus Kohlrabi

Zutaten:

- 400g Kohlrabi
- 200g Rinderhack
- 100g geriebener Käse
- 50g Frischkäse
- 50g Crème fraîche (fettarm)
- Prise Oregano
- 200g Tomaten
- Salz und Pfeffer

Zubereitung:

Schritt 1: Schneiden Sie den Kohlrabi in Scheiben und kochen Sie ihn für rund zehn Minuten. Hack anbraten und würzen, Tomaten und Frischkäse hinzufügen verrühren, 5 Minuten köcheln lassen.
Schritt 2: Auflaufform Hacksoßenschicht hinzufügen, eine Schicht Kohlrabi, wieder Hacksoße dann Crème fraîche hinzugeben. Streukäse hinzufügen.
Schritt 3: Backen Sie alles eine halbe Stunde lang bei 180 Grad.

Nährwerte für 1 Portion:

Kohlenhydrate: 14g	Eiweiß: 43g	Fett: 49g

Gesamtkalorien: 672 kcal
Schwierigkeitsgrad: Mittel
Zubereitungsdauer: 60 Minuten

Veggie Auflauf mit Tofu

Zutaten:

- 300g Buttergemüse
- 100g Crème fraîche (fettarm)
- 300g Tofu
- 400g Tomaten
- 100g Emmentaler (Streu)

Zubereitung:

Schritt 1: Auflaufform mit Gemüse füllen, Tofu zerbröseln, hinzugeben. Tomaten darüber geben. Crème fraîche und Tomatensauce vermischen, zum Schluss mit Streukäse vermischen.

Nährwerte für 1 Portion:

Kohlenhydrate: 22g	Eiweiß: 48g	Fett: 53g

Gesamtkalorien: 773 kcal
Schwierigkeitsgrad: Mittel
Zubereitungsdauer: 45 Minuten

Mandel Crunch mit Süßkartoffeln

Zutaten:

- 1kg Süßkartoffeln
- 150g Ziegenfrischkäse
- 1 Knoblauchzehe
- 2 Frühlingszwiebeln
- 1 TL Sojasoße
- 2 EL Zitronensaft
- 75g Mandeln
- 1 EL Agavendicksaft
- Pfeffer, Salz, Chilipulver

Zubereitung:

Schritt 1: Schneiden Sie die Süßkartoffeln in ungefähr 1 Zentimeter dicke Scheiben und kochen Sie diese rund 15 Minuten lang im Salzwasser, bis sie schön weich sind.
Schritt 2: Hacken Sie anschließend die Mandeln und rösten Sie diese in einer Pfanne an. Nun noch die beiden Frühlingszwiebeln in feine Röllchen schneiden.
Schritt 3: Knoblauch schälen, fein hacken. Sojasoße, Agavendicksaft und Zitronensaft verrühren. Öl darunter schlagen und

würzen. Nach Belieben noch einmal mit Zitronen- und Agavendicksaft abschmecken.
Schritt 4: Süßkartoffeln abgießen. Braten Sie die Kartoffelscheiben in ein wenig Olivenöl goldbraun an. Alle Zutaten in einer großen Salatschüssel vermengen.

Nährwerte für 1 Portion:

Kohlenhydrate: 53g	Eiweiß: 9g	Fett: 17g

Gesamtkalorien: 410 kcal
Schwierigkeitsgrad: Mittel
Zubereitungsdauer: 45 Minuten

Tomaten Paprika Pfanne

Zutaten:

- 3 Knoblauchzehen
- 1 Glas geröstete Paprika
- 4 Thymianzweige
- 2 kleine Küchenzwiebeln
- 400g Cherry-Datteltomaten
- 1 kleine Chilischote
- 2 EL Olivenöl
- Tomatenmark
- Pfeffer
- Süßstoff
- Prise Salz

Zubereitung:

Schritt 1: Paprika abtropfen lassen, 150ml Saft auffangen. Schälen Sie die Küchenzwiebel und schneiden Sie diese in dünne Streifen. Dann die Knoblauchzehen schälen und pressen. Die Chili der Länge nach halbieren, die Kerne entfernen und die Schote fein hacken. Waschen Sie zum Schluss noch die Thymianzweige.
Schritt 2: Zwiebeln, Knoblauch, Paprika, Chili in einer Pfanne andünsten. Tomatenmark einrühren, mit Paprikasaft ablöschen. Tomaten, Thymian und Süßstoff unterrühren. Lassen Sie alles einmal aufkochen und dann für weitere 5 Minuten leicht vor sich hin köcheln. Mit Salz und Pfeffer abschmecken.

Nährwerte für 1 Portion:

Kohlenhydrate: 20g	Eiweiß: 5g	Fett: 15g

Gesamtkalorien: 240 kcal
Schwierigkeitsgrad: Mittel
Zubereitungsdauer: 20 Minuten

Salate

Hähnchenspitzensalat mit Champignons

Zutaten

- Feldsalat
- 6 Stück Champignons
- 100g Hähnchen
- 20g Parmesan
- 3 Tomaten
- 1 Teelöffel Olivenöl

Zubereitung:

Schritt 1: Hähnchen zu kleinen Stücken schneiden, dann anbraten. Stiel bei den Pilzen entfernen, in Scheiben schneiden, Tomaten vierteln.
Schritt 2: Vermischen Sie alle Zutaten gut miteinander und streuen Sie dann noch Parmesan darüber.

Nährwerte für 1 Portion:

Kohlenhydrate: 5g	Eiweiß: 21g	Fett: 7g

Gesamtkalorien: 164 kcal
Schwierigkeitsgrad: Mittel
Zubereitungsdauer: 20 Minuten

Emmentaler Salat auf Mediterraner Basis

Zutaten für 4 Portionen:

- 2 Zucchini
- 2 rote Paprikaschoten
- 400g Emmentaler
- 1 Knoblauchzehe
- 1 TL Chilipulver
- ½ Zitrone
- 3 Halme Schnittlauch
- Meersalz, Pfeffer, Olivenöl

Zubereitung:

Schritt 1: Halbieren Sie die Zucchini der Länge nach und schneiden Sie die Hälfte scheibchenweise. Paprika halbieren, entkernen und weiße Innenwände entfernen. Hacken Sie den Knoblauch fein und schneiden Sie auch die Paprika in feine Streifen. Zucchini und Paprika in Pfanne 2-3 Minuten anbraten, bis diese leicht gebräunt sind. Rühren Sie den Knoblauch unter und würzen Sie das Gemüse.

Schritt 2: Zitrone halbieren und Saft auspressen, Schnittlauch in Röllchen schneiden. Käse würfeln mit dem Gemüse, Zitronensaft und Schnittlauch vermengen.

Nährwerte für 1 Portion:

Kohlenhydrate: 7g	Eiweiß: 31g	Fett: 36g

Gesamtkalorien: 480 kcal

Schwierigkeitsgrad: Mittel

Zubereitungsdauer: 15 Minuten

Wassermelonen Kirsch Salat

Zutaten für 4 Personen:

- 500g Wassermelone
- 0,5 Granatapfel
- 250g Kirschen
- eine halbe Bio-Orange
- 250g Himbeeren
- 2 TL Limettensaft

Zubereitung:

Schritt 1: Fruchtfleisch der Wassermelone herausschneiden und würfeln. Kirschen halbieren. Granatapfelkerne aus Granatapfel lösen und die weißen Hautstückchen entfernen. Seihen Sie die Kerne mithilfe eines feinen Siebs ab.

Schritt 2: Reiben Sie die Schale der Orange fein ab und pressen Sie anschließend den Saft aus. Vermischen Sie zum Schluss alle Zutaten zu einem Obstsalat.

Nährwerte für 1 Portion:

Kohlenhydrate: 28g	Eiweiß: 3g	Fett: 1g

Gesamtkalorien: 130 kcal
Schwierigkeitsgrad: Mittel
Zubereitungsdauer: 20 Minuten

Kartoffel-Kichererbsen Salat

Zutaten:

- 1 kg Frühlingskartoffeln
- Kichererbsen – frisch oder aus der Dose
- 1 Küchenzwiebel
- 1 Prise Salz
- 1 Bio-Zitrone
- Pfeffer
- 100g steinlose, schwarze Oliven
- 400g Cherry-Datteltomaten
- 4 Petersilien-Stiele
- 1 Knoblauchzehe
- 1-2 TL flüssiger Honig
- Senf
- 4 EL Olivenöl

Zutaten:

<u>Schritt 1:</u> Waschen Sie die Frühlingskartoffeln gut ab und garen Sie diese ungefähr 20 Minuten lang in kochendem Salzwasser. Lassen Sie dann die Kichererbsen gut abtropfen und halbieren Sie die Tomaten in der Mitte durch. Schälen Sie auch die Küchenzwiebel, halbieren Sie diese einmal und schneiden Sie jede Hälfte in feine Streifen. Lassen Sie auch die Oliven gut abtropfen und hacken Sie diese im Anschluss ganz fein. Wenn Sie möchten, können Sie die Oliven aber auch als ganze Stücke belassen.
<u>Schritt 2:</u> Gießen Sie nun die Kartoffeln und schneiden Sie diese in größere Stücke. Geben Sie diese Salatzutaten anschließend in eine große Schüssel.
<u>Schritt 3:</u> Spülen Sie die Bio-Zitrone heiß ab, tupfen Sie diese trocken und reiben Sie dann die Schale ab. Halbieren Sie danach die Zitrone und pressen Sie letztendlich noch den Saft aus. Zupfen Sie die Petersilienblätter von den Stielen und hacken Sie die Blätter ganz fein. Zum Schluss nun noch den Knoblauch schälen und ebenfalls fein hacken. Vermischen Sie alles in einer Schüssel miteinander und rühren Sie den Honig sowie den Senf unter. Fügen Sie schrittweise das Olivenöl hinzu und würzen Sie alles mit Pfeffer und einer Prise Salz.
<u>Schritt 4:</u> Vermischen Sie den Salat mit diesem Dressing und servieren Sie ihn zu den Kartoffeln und den Kichererbsen.

Nährwerte für 1 Portion:

Kohlenhydrate: 43g	Eiweiß: 8g	Fett: 17g

Gesamtkalorien: 360 kcal
Schwierigkeitsgrad: Mittel
Zubereitungsdauer: 40 Minuten

Scharfe BBQ Salatschiffe

Zutaten:

- 2 Knoblauchzehen
- 8 Cherry-Datteltomaten
- 2 Knoblauchzehen
- 300g Hackfleisch vom Rind
- 150g Basmati-Reis
- Olivenöl
- 2 Salatherzen
- Meersalz
- Cayennepfeffer
- Rauchpaprika

- BBQ-Soße

Zubereitung:

Schritt 1: Reis kochen, Knoblauchzehen und Zwiebel würfeln. Halbieren Sie nun noch die Tomaten und geben Sie alles in eine große Schüssel.
Schritt 2: Rinderhack scharf anbraten, würzen, Zwiebeln und Tomaten in die Pfanne hinzugeben für ca. 5 Minuten anbraten.
Schritt 3: Salatblätter waschen, mit Reis und Hackmischung vermengen, BBQ Soße hinzugeben.

Nährwerte für 1 Portion:

Kohlenhydrate: 15g	Eiweiß: 11g	Fett: 6g

Gesamtkalorien: 160 kcal
Schwierigkeitsgrad: Mittel
Zubereitungsdauer: 40 Minuten

Krebsfleischsalat nach Thai Art

Zutaten für 4 Portionen:

- 2 Paprika
- 3 Papayas (klein bis mittelgroß)
- 350g Fleisch vom Taschenkrebs
- 1 Schalotte
- Chili
- 1 Ingwer
- 1,5 EL Zucker
- Koriander
- 3 EL Thai-Fleischsoße
- 2 EL Reisessig

Zubereitung:

Schritt 1: Vierteln Sie zunächst einmal die Paprikaschoten und schneiden Sie diese in kleine Würfelchen schneiden. Schalotte fein hacken, die Papaya schälen, entkernen ebenfalls zu 5mm Würfel schneiden. Schälen Sie den Ingwer und schneiden Sie diesen so fein wie möglich. Chilischote halbieren, fein hacken.
Schritt 2: Den fein gehackten Ingwer mit 2 Esslöffeln Wasser, der Thai-Fleischsoße, dem Reisessig, dem Zucker sowie einer Prise Salz gut verrühren. Achten Sie darauf, dass sich der Zucker und auch das Salz vollständig auflöst. Vermengen Sie anschließend in einer Küchenschüssel alle Zutaten, die Sie vorbereitet haben miteinander.

Schritt 3: Zupfen Sie die Korianderblätter ab, waschen und hacken Sie diese fein.
Schritt 4: Die noch übriggebliebenen Papayas in zwei Hälften schneiden und die Kerne entfernen. Die Papaya-Hälften mit Koriander auslegen und Salat hineinfüllen.

Nährwerte für 1 Portion:

Kohlenhydrate: 12g	Eiweiß: 19g	Fett: 2g

Gesamtkalorien: 146 kcal
Schwierigkeitsgrad: Mittel
Zubereitungsdauer: 20 Minuten

Bohnensalat mit Thunfischfrikadellen

Zutaten:

- 150g grüne Bohnen
- 1 Schalotte
- 120g Thunfisch (im eigenen Saft)
- 1 Frühlingszwiebel
- 2 TL Ajvar
- 1 Ei
- 1 EL Kapern
- 3 EL Haferflocken
- ½ Bund Petersilie
- 1 EL Apfelessig
- 1 TL Agavendicksaft
- 2 EL Rapsöl
- Salz, Mühlenpfeffer

Zubereitung:

Schritt 1: Bohnen halbieren, bissfest garen, Schalotte fein hacken und zu den Bohnen geben. Frühlingszwiebel fein hacken, Thunfisch mit der Zwiebel, Ajvar, Kapern, Haferflocken, Ei, Kapern, Salz und Pfeffer vermengen. Die Masse mit Händen zu Bällchen formen, 4 Minuten braten.
Schritt 2: Petersilie grob hacken, Öl, Essig, Agavendicksaft mit Bohnen und Petersilie vermischen. Frikadellen mit Salat vermischen.

Nährwerte für 1 Portion:

Kohlenhydrate: 25g	Eiweiß: 42g	Fett: 18g

Gesamtkalorien: 430 kcal
Schwierigkeitsgrad: Mittel
Zubereitungsdauer: 20 Minuten

Bohnensalat auf Ingwer und Wasabi

Zutaten:

- 30g Radicchio
- 1 kleiner Chicorée
- 150g dickere Bohnen
- 2 kleine Selleriestangen
- 3 Petersilien-Stiele
- 3 Pfefferminz-Stiele
- 100g Rucola- oder Feldsalat
- 1 kleines Stück Ingwer
- 1 EL Saft einer Limette
- 2 TL Wasabi- Paste
- 2 EL Sesamöl
- 3 EL Sojasauce
- 1 EL Agavendicksaft

Zubereitung:

<u>Schritt 1:</u> Blanchieren Sie zunächst einmal die Bohnen ungefähr 8 Minuten lang in kochendem Salzwasser. Radicchio und Chicorée zerzupfen und klein schneiden. Schneiden Sie nun noch die Selleriestangen in feine Scheibchen. Nun die Kräuter von den Stielen zupfen, waschen und so fein wie möglich hacken. Bohnen abgießen, abschrecken, abtropfen und aus der Haut pellen.
<u>Schritt 2:</u> Ungeschälten Ingwer in Stücke schneiden, in der Knoblauchpresse so lange pressen, bis Saft austritt. Limettensaft, Wasabi Paste, Sojasauce, Öl, Agavendicksaft und 1 EL Wasser verquirlen.
<u>Schritt 3:</u> Blattsalat, dicke Bohnen, Sellerie in Salatschüssel vermengen. Dressing unterheben.

Nährwerte für 1 Portion:

Kohlenhydrate: 15g	Eiweiß: 12g	Fett: 11g

Gesamtkalorien: 230 kcal
Schwierigkeitsgrad: Mittel
Zubereitungsdauer: 40 Minuten

Weißkohl Kokoscurry

Zutaten:

- 1 Knoblauchzehe
- 1 Putenschnitzel
- ½ kleine Chilischote
- ¾ Sojaöl
- 200g Möhren
- 500g Weißkohl
- 1 Bund Frühlingszwiebel
- 50ml Kokosmilch
- 125g stückige Tomaten
- 1 Stiel Koriander
- 1 EL geröstete Erdnusskern
- Salz, Pfeffer und Currypulver

Zubereitung:

Schritt 1: Schneiden Sie die Knoblauchzehe in dünne Scheiben. Halbieren, entkernen und hacken Sie anschließend die Chilischote. Putenschnitzel halbieren, jeweils mit Hälfte der Knoblauchscheiben und Chilischote sowie 1 TL Öl mischen. Kohl in Streifen schneiden, geschälte Möhren in Stifte schneiden, Frühlingszwiebel in Stücke schneiden.
Schritt 2: Gemüse in Öl andünsten, würzen sowie Kokosmilch und Knoblauchscheiben hinzugeben. Lassen Sie alles ungefähr eine Viertelstunde lang zugedeckt schmorren. Tomaten unterrühren weitere 15 Minuten schmoren lassen.
Schritt 3: Putenschnitzel anbraten, Erdnüsse grob hacken. Waschen Sie den Koriander, lassen Sie die Blätter gut trocknen und zupfen Sie anschließend die Blätter. Alles zusammen anrichten.

Nährwerte für 1 Portion:

Kohlenhydrate: 20g	Eiweiß: 45g	Fett: 21g

Gesamtkalorien: 462 kcal
Schwierigkeitsgrad: Mittel
Zubereitungsdauer: 40 Minuten

Cashew Salat mit Süßkartoffeln

Zutaten für 4 Portionen:

- 600g Süßkartoffeln
- 60g Cashewkerne
- 1 Bund Koriander
- ½ Bund Basilikum
- 10g Minze
- 1 rote Zwiebel
- 15g Ingwerwurzel
- 3 TL (30g) Kokosblütenzucker
- 6 EL Limettensaft
- Cayennepfeffer, Salz
- 2 EL Olivenöl
- 1 TL Sesamöl

Zubereitung:

<u>Schritt 1:</u> Schneiden Sie die Süßkartoffeln in möglichst dünne Scheiben und garen Sie diese in Salzwasser bis sie weich sind. Cashewkerne ohne Öl anrösten, Blätter vom Koriander, Minze und Basilikum fein hacken. Nun noch den Ingwer und die Küchenzwiebel schälen und fein hacken.

<u>Schritt 2:</u> Süßkartoffeln abgießen, Ingwer, Limettensaft, Zucker, Cayennepfeffer, Salz, Olivenöl, Sesamöl zu einer Vinaigrette verrühren.

<u>Schritt 3:</u> Kräuter, Süßkartoffelscheiben, Cashewkerne und Zwiebeln vermischen und die Vinaigrette unterrühren.

Nährwerte für 1 Portion:

Kohlenhydrate: 44g	Eiweiß: 6g	Fett: 14g

Gesamtkalorien: 355 kcal
Schwierigkeitsgrad: Mittel
Zubereitungsdauer: 40 Minuten

Desserts

Cremiges Vanilleeis

Zutaten

- 4 Eiklar
- 120ml Wasser
- Frisches Vanillemark oder alternativ Vanillearoma
- 2 EL Zucker

Zubereitung:

Schritt 1: Eipulver in ein Rührgefäß geben, Wasser dazu und ca. 10 Minuten lang mit einem Mixer steif schlagen. Während des Mixens das Vanillemark und den Zucker dazugeben.
Schritt 2: Stellen Sie alles ungefähr 60 Minuten lang in den Gefrierschrank.
Schritt 3: Die halbgefrorene Masse erneut kurz aufschlagen und in Becher oder Gläser aufteilen – ergibt 2 Portionen.

Nährwerte für 1 Portion:

Kohlenhydrate: 16g	Eiweiß: 8g	Fett: 0,1g

Gesamtkalorien: 100 kcal
Schwierigkeitsgrad: Mittel
Zubereitungsdauer: 90 Minuten

Gebratene Nudeln mit Apfelmus

Zutaten

- 80g Eiweißpulver mit Vanillegeschmack
- 2 Eiklar
- 2 Eier
- 1 EL Zucker
- 2 süße Äpfel
- 1 Prise Zimt
- ½ TL Vanilleextrakt

Zubereitung:

Schritt 1: Äpfel schälen, entkernen, vierteln und mit 1cm Wasser in einem kleinen Topf weichkochen. Mit einer Prise Zimt würzen und zu Mus pürieren.

Schritt 2: Alle anderen Zutaten für 2 Minuten mixen und auf Backpapier auf einem Blech dünn aufstreichen. Bei 180°C eine Viertelstunde backen.

Schritt 3: Den ausgekühlten Teich in dünne Streifen schneiden und in einer Pfanne mit 1 TL Kokosöl kurz anbräunen. Zusammen mit dem Apfelmus servieren.

Nährwerte für 1 Portion:

Kohlenhydrate: 31g	Eiweiß: 28g	Fett: 10g

Gesamtkalorien: 335 kcal

Schwierigkeitsgrad: Mittel

Zubereitungsdauer: 60 Minuten

Snacks unter 100 kcal

Beerensmoothie

Zutaten

- 200ml Wasser
- 100g Johannisbeeren
- 100g Himbeeren
- Agavendicksaft nach Bedarf

Zubereitung:

Schritt 1: Die Beeren gut waschen und gemeinsam mit dem Wasser zu einem feinen Smoothie mixen. Bei Bedarf noch Wasser und Agavendicksaft hinzugeben.

Nährwerte für 1 Portion:

Kohlenhydrate: 10g	Eiweiß: 2g	Fett: 1g

Gesamtkalorien: 76 kcal
Schwierigkeitsgrad: Leicht
Zubereitungsdauer: 5 Minuten

Mit Couscous gefüllte Paprika

Zutaten

- 1 kleine Paprika, orange
- 1 kleine Paprika, gelb
- 1 kleine Paprika, rot
- 100g gekochten Couscous
- 1 Frühlingszwiebel
- 100g Zucchini
- 4 Champignons
- 3 Stängel Koriander
- 1 frisch gepresste Zitrone
- Salz, Pfeffer, Muskatnuss

Zubereitung:

Schritt 1: Champignons, Frühlingszwiebel, Zucchini und zwei verschiedenfarbige Hälften der Paprika in kleine Würfel schneiden.
Schritt 2: Couscous zubereiten, den Koriander ganz fein hacken. Vermischen Sie alle Zutaten gut miteinander und würzen Sie nach Geschmack mit Zitronensaft. Füllen Sie mit dieser Masse die Paprikahälften.

Schritt 3: Kalt als Snack genießen oder im Ofen bei 180°C 20 Minuten lang garen.

Nährwerte für 1 Portion:

Kohlenhydrate: 75g	Eiweiß: 3g	Fett: 1g

Gesamtkalorien: 75 kcal
Schwierigkeitsgrad: Mittel
Zubereitungsdauer: 30 Minuten

Gemüsesticks mit Joghurtdip

Zutaten

- 60g Naturjoghurt, fettarm
- 100g Möhren
- 100g Stangensellerie
- Salz, Pfeffer, Kräuter

Zubereitung:

Schritt 1: Das komplette Gemüse waschen, schälen und in möglichst feine Streifen schneiden.
Schritt 2: Joghurt abschmecken und würzen und als Dip servieren

Nährwerte für 1 Portion:

Kohlenhydrate: 12g	Eiweiß: 5g	Fett: 1g

Gesamtkalorien: 97 kcal
Schwierigkeitsgrad: Leicht
Zubereitungsdauer: 10 Minuten

Hähnchensülze würzig

Zutaten für 4 Personen:

- 6 Blätter weiße Gelatine
- 100ml Weißwein (trocken)
- 75ml Tomatensaft, Geflügelbrühe
- 1 Lorbeerblatt
- 5 Pfefferkörner
- 250g Hähnchenbrustaufschnitt
- 5 Stiele glatte Petersilie
- grüner Salat
- 200g rote Paprikaschote
- 1 TL Paprikapulver
- 1 TL Senfkörner
- 2 EL Rotweinessig

Zubereitung:

Schritt 1: Gelatine in kaltem Wasser einweichen, Schalotten in Ringe schneiden, anschließend mit Weißwein, Tomatensaft, Paprikapulver, Brühe, Senfkörner, Lorbeerblatt und Pfefferkörnern aufkochen. Gelatine ausdrücken und in heißer Flüssigkeit auflösen, Essig dazugeben und ungefähr 25 Minuten ziehen lassen.
Schritt 2: Paprikaschoten vierteln, entkernen, mit Hautseite nach oben auf Backblech legen. Rösten Sie die Paprika bis die Haut schwarze Bläschen bekommt. Geben Sie die Paprika anschließend in eine Schüssel und lassen Sie diese ungefähr eine Viertelstunde lang zugedeckt ziehen. Häuten Sie danach die Paprika und schneiden Sie sie in ½ cm Streifen.
Schritt 3: Hähnchenbrustfilet in breitere Streifen schneiden. Petersilie hacken, Paprikastreifen, Petersilie und Aufschnitt mischen. Würzen. Das Vermengte auf 4 Förmchen verteilen, abgekühlten Sud in Förmchen geben Sülze für 6 Minuten kaltstellen.
Schritt 4: Förmchen zum Stürzen bis zum Rand in heißes Wasser tauchen, mit Salat drapieren.

Nährwerte für 1 Portion:

Kohlenhydrate: 2g	Eiweiß: 20g	Fett: 1g

Gesamtkalorien: 99kcal
Schwierigkeitsgrad: Mittel
Zubereitungsdauer: 50 Minuten

Kürbis Hummus

Zutaten für 12 Portionen:

- 220g Hokkaido-Kürbis
- 220g Kichererbsen
- 4 EL Tahini
- 3 EL Olivenöl
- Zitronensaft
- 3 Korianderstiele
- 2 TL Kümmel
- 1 TL Salz
- Kurkuma
- 2 EL Kürbiskerne
- Chiliflocken

Zubereitung:

Schritt 1: Halbieren Sie den Hokkaido-Kürbis, entkernen Sie ihn und schneiben Sie das Fruchtfleisch in feine Stücke. In kochendem Wasser ca. 10 Minuten garen. Kichererbsen mit Öl, Tahini, Zitronensaft, Kreuzkümmel, Salz und Kurkuma sowie 50ml Wasser in Mixer geben.

Schritt 2: Kürbis ebenfalls in den Mixer hinzugeben, fein pürieren. Koriander hacken. Hummus in Schale geben und mit Kürbiskernen, Chiliflocken und Koriander bestreuen.

Nährwerte für 1 Portion:

Kohlenhydrate: 5g	Eiweiß: 3g	Fett: 5g

Gesamtkalorien: 77kcal

Schwierigkeitsgrad: Mittel

Zubereitungsdauer: 30 Minuten

Glücksröllchen auf vietnamesische Art

Zutaten für 4 Portionen:

- 16 Reispapier-Blätter
- 100g Karotten
- 25g Glasnudeln
- 150g Hähnchenbrustfilet (gegart)
- 8 Blätter Kopfsalat
- 100g Salatgurke
- 6 Korianderstiele
- 1 TL Sesamöl

Zubereitung:

Schritt 1: Reispapier 1 Minute lang in warmes Wasser einweichen. Glasnudeln in Schüssel mit kochendem Wasser übergießen und garen lassen. Das Hähnchenbrustfilet in sehr feine Scheiben schneiden, Gurken und Karotten schälen und der längs nach in ganz feine Streifen schneiden.
Schritt 2: Mittelrippen vom Salat entfernen, in fingerbreite Streifen schneiden. Koriander waschen, Blätter abzupfen. Glasnudeln abseihen und mit einer Küchenschere in kürzere Stücke schneiden. Das Gemüse, Fleisch, Nudeln und die Gewürze in einer Schüssel vermengen.
Schritt 3: Mischung in die Mitte des Reispapiers geben und vorsichtig aufrollen. Röllchen der Länge nach schräg aufschneiden.

Nährwerte für 1 Portion:

Kohlenhydrate: 10g	Eiweiß: 12g	Fett: 1g

Gesamtkalorien: 98 kcal
Schwierigkeitsgrad: Mittel
Zubereitungsdauer: 30 Minuten

Schluss

Liebe LeserInnen,

erst einmal ein herzliches Dankeschön, dass Sie sich Zeit genommen haben diesen Ratgeber zu lesen. Ich hoffe Sie können einige der Tipps und Tricks beherzigen, um für sich ein gutes Wohlbefinden und eine gute Stoffwechseltätigkeit zu bewirken.
Es ist manchmal gar nicht so schwer, etwas Gutes für sich zu finden. Oftmals sind es die Kleinigkeiten und Feinheiten, die sich ideal in unseren Alltag integrieren lassen und mit einem besseren Wohlbefinden einhergehen. „Aller Anfang ist schwer“, wie es in einem Sprichwort so schön heißt und das ist es sicherlich auch. Doch wenn Sie diesen ersten Schritt einmal gegangen sind, dann folgen viele weitere, die Sie Ihrem Ziel näherbringen. Vielleicht setzen Sie sich nun intensiver mit Ihrem Stoffwechsel auseinander? Der Mensch ist ein Gewohnheitstier und Veränderungen werden meist nur mühsam umgesetzt. Dabei ist es nicht schwer, etwas Positives für sich selbst zu bewirken. Gesundes Essen ist sehr lecker und das gute Körpergefühl ist ein zusätzliches Plus in Ihrem neuen Leben. Das Wohlfühlen und die Zufriedenheit mit sich selbst im Reinen zu sein, sich fitter, lebendiger und attraktiver zu fühlen sind elementare Dinge, wenn es um einen neuen Anfang geht. Sie werden sich gut fühlen, voller Energie und mit einer Lebenskraft, wie Sie sie vorher nicht kannten. Es lohnt sich. Auch wenn aller Anfang schwer ist.

Sie brauchen nur zu beginnen!

Danke

Ich hoffe, dass Ihnen mein Ratgeber & meine Rezepte gefallen haben und bedanke mich für Ihr Interesse.
Ganz viel Erfolg wünsche ich Ihnen für Ihre Ernährungsumstellung und viel Spaß beim Ausprobieren der Gerichte!

Ihre Herta

Ich freue mich über Ihr Feedback

Für mich ist es sehr wichtig, Feedback zu meinem Buch zu bekommen. Wenn Sie Anregungen oder Verbesserungsvorschläge haben, so schreiben Sie mir doch bitte eine Mail an:
greatebooks.4u@gmail.com
bevor Sie eine schlechte Bewertung abgeben. Ich freue mich sehr über konstruktive Kritik. Da es mich viel Zeit und Energie gekostet hat, dieses Buch zu erstellen, wäre ich Ihnen sehr dankbar, wenn Sie mir anstelle einer schlechten Bewertung Ihre Verbesserungsvorschläge persönlich zukommen lassen. Denn dann hätte ich eine Chance, Ihre Kritik anzunehmen und mein Buch zu verbessern.
Über eine kurze Rückmeldung in Form einer Rezension auf Amazon würde ich mich ebenfalls sehr freuen. Diese können Sie wie folgt erstellen: Besuchen Sie auf Amazon.de die Produktseite des Artikels, für den Sie eine Rezension erstellen möchten. Klicken Sie unter Kundenrezensionen auf „Kundenrezension verfassen". Bewerten Sie den Artikel und verfassen Ihre Rezension.
Alternativ können Sie diesen Link benutzen, der Sie direkt auf die Seite leitet, auf der bestellte Produkte zu bewerten sind. Der Link ist verschlüsselt und sicher:
https://all-about-amz.com/Bewertung

Über die Autorin

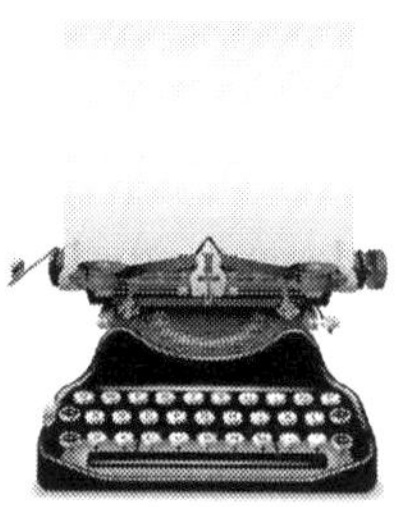

Die sympathische Autorin **Herta Schneider-Kristjánsdóttir** ist ausgebildete Ernährungsberaterin, die nebenbei ihrer zweiten Leidenschaft, dem Schreiben, nachgeht. Sie verfasst regelmäßig Bücher für „Great Books 4YOU".
„Es ist egal, ob du ein paar Pfunde zu viel oder zu wenig hast, wenn du dich wohl fühlst und im Einklang mit dir bist. Nicht jeder Körper ist gleich", so die herzliche Autorin. Sie rät allen Menschen, ihr „persönliches Wohlfühlgewicht" herauszufinden, ohne dabei übertriebene Maßstäbe zu setzen oder unerreichbaren Idealen nachzujagen, die die Werbeindustrie einem vorgibt.

Herta selbst fühlt sich absolut wohl in ihrem Körper und hat ihre „innere Mitte“ gefunden. Früher hatte auch sie mit Gewichtsschwankungen zu kämpfen, die sie dann mithilfe ihrer Ausbildung als Ernährungsberaterin in den Griff bekam.
Was bei ihr ganz groß geschrieben wird, ist NATÜRLICHKEIT. Sie ist eine bodenständige Person und liebt es, gemeinsam mit ihrer Familie Zeit im Freien zu verbringen. Außerdem ist sie eine begabte und begeisterte Köchin.
Mit ihren Büchern möchte sie allen Leserinnen und Lesern dazu verhelfen, das innere Gleichgewicht zu finden und langfristig abzunehmen ohne Sport oder Crash-Diäten.
Lassen auch Sie sich inspirieren von Hertas natürlichem Charme! Die Autorin wünscht Ihnen viel Freude beim Eintauchen in ihre Bücher.

Weitere Bücher der Autorin

Hier finden Sie weitere Bücher der engagierten Autorin. Wenn Sie sich gesünder ernähren, abnehmen oder neue Kochtrends für sich entdecken wollen, dann lesen Sie unbedingt die anderen Exemplare der sympathischen Autorin. Ihre Ratgeber werden Sie darin unterstützen, sich wohler in Ihrem Körper zu fühlen und endlich Ihr persönliches Wohlfühlgewicht zu erreichen und halten.
Herta Schneider-Kristjánsdóttir:

https://great-books4you.com/herta-schneider-in-amazon

Über den Verlag

Wir möchten uns im Namen des gesamten Great Books 4YOU-Teams persönlich bei Ihnen bedanken für Ihr Interesse an einem unserer Bücher.

Unsere Autoren, engagierte und fachkundige Schriftsteller, verfolgen das Ziel, Ihnen interessante und nützliche Ratgeber zur Verfügung zu stellen. Die Autoren sind alle auf ein bestimmtes Gebiet spezialisiert, um ihr Fachwissen weiterzugeben, damit auch andere Menschen von ihrem Know-how profitieren! Bei unseren Büchern achten wir stets auf eine hohe Qualität sowie einen angenehmen Lesefluss.

Unser Ziel ist erreicht, wenn Ihnen unsere Bücher persönlich wie auch beruflich weiterhelfen und Sie Spaß beim Lesen haben!

Wenn Sie mehr über uns erfahren möchten oder keinesfalls unsere Gratis-Downloads in Form von Pdf- oder Audio-Dateien verpassen möchten, besuchen Sie uns doch einfach!

https://great-books4you.com

Wir halten Sie auf unserer Webseite auf dem Laufenden über die neuesten Storys der Autoren, Bestseller sowie Geschenke unserer Schriftsteller an ihre Leser/innen & alle Interessierten.

Wir wünschen Ihnen viel Freude beim Lesen.
Alles Gute für Sie und vielleicht bis bald,
Ihr Great Books 4You-Team

Haftungsausschluss

Der Autor übernimmt keinerlei Gewähr für die Aktualität, Korrektheit, Vollständigkeit oder Qualität der bereitgestellten Informationen und weiteren Informationen. Haftungsansprüche gegen den Autor, welche sich auf Schäden materieller oder ideeller Art beziehen, die durch die Nutzung oder Nichtnutzung der dargebotenen Informationen bzw. durch die Nutzung fehlerhafter und unvollständiger Informationen verursacht wurden, sind grundsätzlich ausgeschlossen, sofern seitens des Autors kein nachweislich vorsätzliches oder grob fahrlässiges Verschulden vorliegt. Alle Angaben wurden vom Autor mit größter Sorgfalt und nach bestem Wissen und Gewissen recherchiert oder spiegeln seine eigene Meinung wider. Der Inhalt des Buches passt möglicherweise nicht zu jedem Leser und die Umsetzung erfolgt ausdrücklich auf eigenes Risiko. Es gibt keine Garantie dafür, dass alles genau so, bei jedem Leser, zu genau den gleichen Ergebnissen führt. Der Autor und/oder Herausgeber kann für etwaige Schäden jedweder Art aus keinem Rechtsgrund eine Haftung übernehmen.

Urheberrecht

Impressum

Herta Schneider-K., Die Fitness Profis
1. Auflage 2019

Kontakt:
"Great-Ebooks4U"
c/o Bianca Kronsteiner
Robert-Preußler-Straße 13 / TOP 1
5020 Salzburg
AT – Österreich
greatebooks.4u@gmail.com

Covergestaltung: Marina
Fotos: www.depositphotos.com

Printed in Poland
by Amazon Fulfillment
Poland Sp. z o.o., Wrocław

53045548R00078